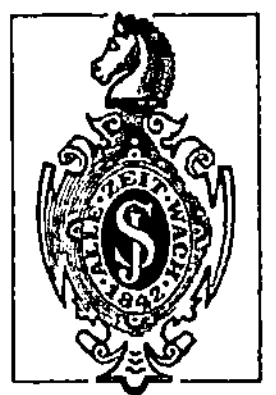

H. G. W. Frohmüller   M. P. Wirth   (Hrsg.)

Behandlung des fortgeschrittenen Prostatakarzinoms

Mit 21 Abbildungen und 19 Tabellen

Springer-Verlag Berlin Heidelberg New York
London Paris Tokyo Hong Kong

Prof. Dr. med. H. G. W. Frohmüller   Priv.-Doz. Dr. med. M. P. Wirth
Urologische Klinik und Poliklinik der Universität Würzburg
Luitpoldkrankenhaus, Josef-Schneider-Straße 2
D-8700 Würzburg

International Urological Workshop, Würzburg, 10.–12. Februar 1989

ISBN-13:978-3-540-52076-4   e-ISBN-13:978-3-642-84064-7
DOI: 10.1007/ 978-3-642-84064-7

CIP-Titelaufnahme der Deutschen Bibliothek
Behandlung des fortgeschrittenen Prostatakarzinoms / H. Frohmüller; M. Wirth (Hrsg.)
Berlin; Heidelberg; New York; London; Paris; Tokyo; Hong Kong: Springer, 1990
ISBN-13:978-3-540-52076-4

NE: Frohmüller, H. [Hrsg.]

Satz: Elsner & Behrens GmbH, Oftersheim

2119/3140-543210 – Gedruckt auf säurefreiem Papier

Inhaltsverzeichnis

Mitarbeiterverzeichnis

Bartsch, G., Prof. Dr.
Universitätsklinik für Urologie, Anichstraße 35,
A-6020 Innsbruck, Österreich

Benson, R. C., Jr., M.D.
Mayo Clinic Jacksonville, 4500 San Pablo Road,
Jacksonville, FL 32224, USA

Debruyne, F. M. J., Prof. Dr.
Katholieke Universiteit Nijmegen, Sint Radboudziekenhuis,
Department of Urology, Geert Grooteplein zuid 16,
P.O. Box 9101, NL-6500 HB Nijmegen, Niederlande

Eisenberger, M., Associate Professor of Medicine and Oncology
University of Maryland, Cancer Center, 22, South Greene Street,
Baltimore, MD 21201, USA

Frohmüller, H. G. W., Prof. Dr.
Urologische Klinik und Poliklinik der Universität,
Josef-Schneider-Straße 2, D-8700 Würzburg, BRD

Iversen, P., Dr.
Department of Urology, Herlev University Hospital,
DK-2730 Herlev, Copenhagen, Dänemark

Lund, F., Prof. Dr.
Copenhagen University School of Medicine,
Department of Urology, Rigshospital and Herlev Hospital,
DK-2100 Copenhagen, Dänemark

Oefner, P. J., Dr.
Universitätsklinik für Urologie, Anichstraße 35,
A-6020 Innsbruck, Österreich

Rasmussen, F., Prof. Dr.
Copenhagen University School of Medicine,
Department of Urology, Rigshospital and Herlev Hospital,
DK-2100 Copenhagen, Dänemark

Schröder, F. H., Prof. Dr.
Erasmus University, Department of Urology, P.O. Box 1738,
NL-3000 DR Rotterdam, Niederlande

Wirth, M. P., Priv.-Doz. Dr.
Urologische Klinik und Poliklinik der Universität,
Josef-Schneider-Straße 2, D-8700 Würzburg, BRD

Zincke, H., M. D.
Department of Urology, Mayo Clinic Rochester,
Rochester, MN 55901, USA

Grundlagen und Grenzen der endokrinen Therapie des fortgeschrittenen Prostatakarzinoms

G. Bartsch und P. J. Oefner

Androgenmetabolismus

Obwohl der Einfluß des Hodens auf Wachstum und Funktion der Prostata bereits im 19. Jahrhundert vermutet worden war, konnte dies erst durch die Pionierarbeiten von Huggins u. Stevens bestätig werden. Es entstand das Konzept der Androgenabhängigkeit des Prostatagewebes [14].

Vom Androgenstimulus hängen Gewebsdifferenzierung, Biochemie, Physiologie sowie das pathologische Wachstum der Prostata ab. Das im Blut hauptsächlich zirkulierende Androgen ist Testosteron, das fast ausschließlich testikulären Ursprungs ist. Den Leydig-Zwischenzellen stehen mehrere enzymatische Stoffwechselwege zur Synthese von Testosteron aus Azetat und Cholesterol zur Verfügung. Die Hauptquellen der Testosteronbiosynthese sind der $\Delta5$- und $\Delta4$-Weg. Die extratestikuläre Testosteronproduktion macht weniger als 5% der Gesamtproduktion aus. Die Nebenniere trägt hierzu über die Synthese von Androstendiol bei, welches entweder aus Dehydroepiandrosteron oder 17α-Hydroxyprogesteron gebildet wird.

Die tägliche Testosteronproduktion beträgt beim Mann normalerweise durchschnittlich 6–7 mg. Der venöse Serumspiegel liegt bei etwa 6 ng/ml. Es ist bekannt, daß 90%–98% des Plasmatestosterons proteingebunden sind: 60% sind an testosteronbindendes Globulin und 40% an Serumalbumin sowie andere Globuline gebunden. Freies Plasmatestosteron gelangt in der Folge durch passive Diffusion in die Prostatazellen, wo es rasch zu seiner in diesem Organ eigentlich wirksamen Form, dem 5α-Dihydrotestosteron, umgewandelt wird (Abb. 1). Das im Blut zirkulierende 5α-Dihydrotestosteron übt hingegen aufgrund der im Vergleich zum Testosteron geringen Konzentration (0,5 ng/ml) und der starken Bindung an Plasmaproteine keinen nennenswerten Einfluß auf Wachstum und Differenzierung der Prostata aus.

Die Reduktion von Testosteron zu 5α-Dihydrotestosteron ist der erste Schritt eines komplexen Stoffwechselweges. Diese irreversible Reaktion wird durch das in der äußeren Kernmembran oder in Mikrosomen lokalisierte Enzym 5α-Reduktase katalysiert und benötigt NADPH als Kofaktor. Mehrere reversible Metaboliten entstehen durch $3\alpha(\beta)$-Hydroxysteroid-Oxidoreduktasen, durch welche die 5α-Androstan-$3\alpha(\beta)$-17β-Diole gebildet werden. Diese Metaboliten können wiederum in 5α-Dihydrotestosteron rückverwandelt werden, weshalb sie potentiell androgen sind (Abb. 2, 3) [19]. Der letzte Schritt dieses Stoffwechselweges, bei dem ein irreversibler Metabolit entsteht, wird durch 6α- und 7α-Hydroxilasen katalysiert, wodurch 5α-Androstan-3β-$6\alpha(7\alpha)$-17β-Diole gebildet werden [19]. Diese komple-

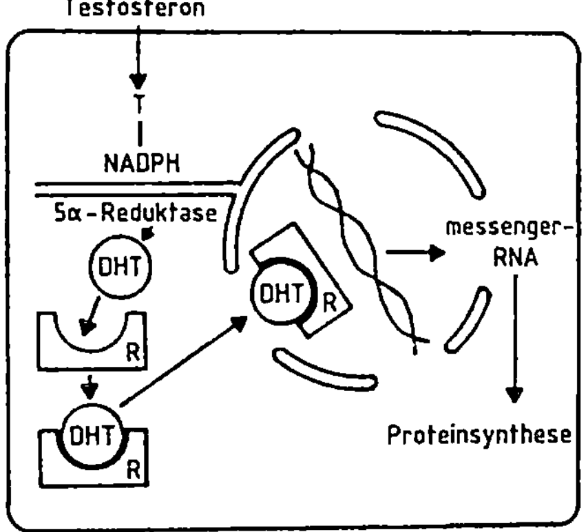

Abb. 1. Androgenwirkung in Prostatazellen

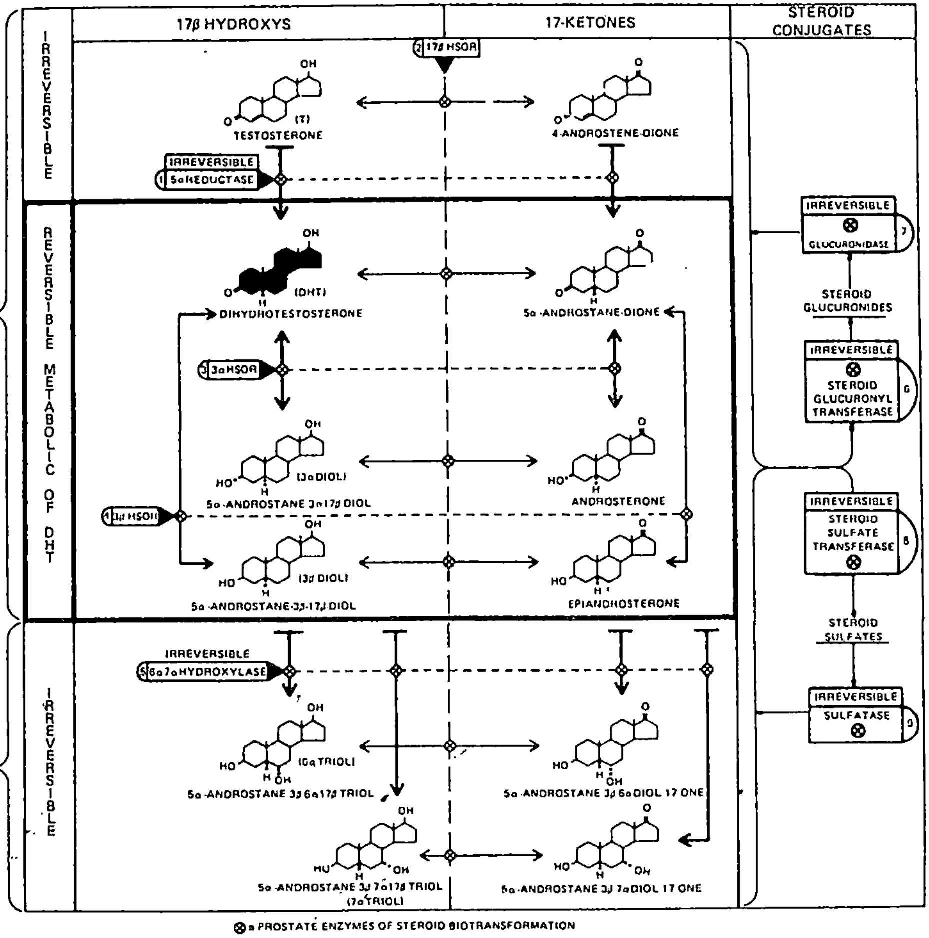

Abb. 2. Steroidstoffwechsel der Prostata. (Aus Isaacs and Coffey [19])

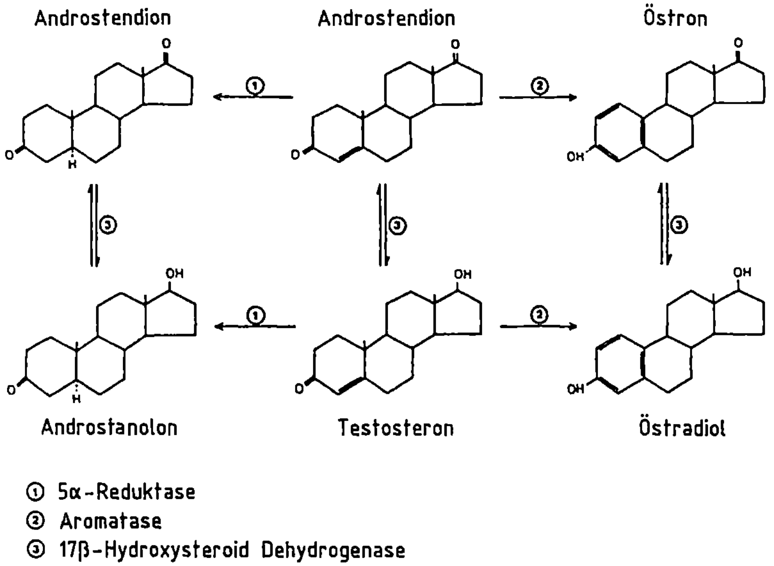

Androstendion Androstendion Östron

Androstanolon Testosteron Östradiol

① 5α-Reduktase
② Aromatase
③ 17β-Hydroxysteroid Dehydrogenase

Abb. 3. Die durch periphere Gewebe gebildeten Hauptmetaboliten von Testosteron und Androstendion

xen Stoffwechselwege regulieren nicht nur die intrazelluläre 5α-Dihydrotestosteron-Konzentration, sondern auch die Proliferation von Prostatazellen [19]. Ein oder mehrere Defekte in diesem Stoffwechselsystem könnten daher zu einem unkontrollierten Wachstum der Prostata führen [19].

Andererseits können zirkulierende Androgene durch periphere Aromatisierung in Östradiol und Östron umgewandelt werden. Es steht heute fest, daß ungefähr 75%–90% der Plasmaöstrogene junger gesunder Männer aus der peripheren Umwandlung von Androstendion und Testosteron zu Östron und Östradiol stammen. Die Östrogensynthese bei Männern wurde quantifiziert: 0,35% des produzierten Testosterons werden direkt in Östradiol umgewandelt (24 µg/Tag), und 1,7% der täglich produzierten 2,5 mg Androstendion werden in Östron (42 µg/Tag) umgewandelt. Man nimmt an, daß diese Transformationen im Fettgewebe stattfinden. Eine erhöhte Östrogenproduktion bei erhöhten Gonadotropinspiegeln kommt bei Hodentumoren und bei Patienten mit männlichem Pseudohermaphroditismus vor [26, 40].

Androgenrezeptornachweis

In den Prostatazellen wird 5α-Dihydrotestosteron an einen spezifischen Rezeptor gebunden. Der transformierte Steroid-Rezeptor-Komplex reguliert sodann durch seine Bindung an die DNA die Transkription spezifischer Gene.

Die Entwicklung eines Androgenrezeptorassays für menschliches Prostatagewebe wurde lange durch 4 Faktoren erschwert: durch die Anwesenheit von testosteron-/östradiolbindendem Globulin (TeBG), die Blockierung der Mehrzahl der Rezeptoren durch das endogene Steroid 5α-Dihydrotestosteron, die Thermolabilität des

Rezeptors sowie durch die Anwesenheit großer Mengen von proteolytischen Enzymen.

Im Prostatagewebe wird 5α-Dihydrotestosteron mit einer ähnlichen Affinität an TeBG gebunden wie an den Androgenrezeptor. Hierfür wurde eine Reihe von Methoden wie die Gelfiltration, die Ammoniumsulfat- und Protaminsulfatfällung, die Ionenaustauschchchromatographie sowie die Gel-Elektrophorese entwickelt. Mit einer möglichen Ausnahme, der Agar-Gel-Elektrophorese [53], führten alle anderen Verfahren zu einer inadäquaten Trennung der beiden 5α-dihydrotestosteronbindenden Komponenten [43, 44]. Diese Schwierigkeiten kann man durch die Verwendung synthetischer Radioliganden überwinden, die kaum an Plasmaproteine gebunden, während der In vitro-Inkubation mit Zytosol nicht abgebaut und spezifisch für eine Steroidgruppe sind. Der am häufigsten verwendete Radioligand ist 6,7-^{3}H-Methyltrienolon (R-1881). Dieses synthetische Androgen verfügt im Gegensatz zu radioaktiv markiertem 5α-Dihydrotestosteron über eine hohe spezifische Aktivität [1, 4, 29, 48, 51]. R-1881 wird mit hoher Affinität an den Androgenrezeptor gebunden, nicht jedoch an TeBG; ferner wird es im Prostatagewebe nicht metabolisiert [4]. Die Verwendung des synthetischen Steroids R-1881 ermöglicht daher den Nachweis des Androgenrezeptors in menschlichem Gewebe [29, 48, 51, 55]. Die Messung des Androgenrezeptorgehaltes wird jedoch dadurch beeinträchtigt, daß R-1881 sowohl an Progesteron- als auch an Androgenrezeptoren bindet. Die gleichzeitige Verwendung von Triamcinolonacetonid in einer 500- bis 1000mal höheren Konzentration als der von R-1881 bewirkt jedoch eine effektive Hemmung der Bindung von R-1881 an den Progesteronrezeptor, ohne seine Bindung an den Androgenrezeptor zu beeinträchtigen [1, 51, 55].

Die Bestimmung der Anzahl der freien und besetzten Rezeptoren ergab, daß in der menschlichen Prostata 80%–90% der Androgenrezeptoren mit endogenem 5α-Dihydrotestosteron besetzt sind [38, 45, 47]. Zu ähnlichen Resultaten führten auch Untersuchungen an Nagetieren und Hunden [43, 44].

Die menschliche Prostata enthält eine große Anzahl von Enzymen, die sowohl Steroidhormone als auch deren Rezeptoren abbauen. Bei Verwendung der proteolytischen Inhibitoren Phenylmethylsulfonylfluorid (PMSF) und Molybdat läßt sich daher ein um 44% bzw. 165% höherer Androgenrezeptorgehalt nachweisen [2]; werden beide zusammen verwendet, ist sogar ein Anstieg von 260% zu beobachten [51].

Enzym- und Rezeptoranalysen in Stanzbiopsien als Kriterien für ein Ansprechen des Prostatakarzinoms auf eine Hormonbehandlung

Normales und karzinomatöses Prostatagewebe unterscheiden sich signifikant in bezug auf Androgenbindungskapazität, Androgenmetabolismus und Gehalt an endogenen Androgenen. Aus klinischer Sicht stellt sich daher die Frage, ob sich mit Hilfe spezifischer biochemischer Untersuchungen Erfolg oder Mißerfolg einer hormonellen Therapie des Prostatakarzinoms vorhersagen lassen.

Der Differenzierungsgrad eines Tumors ist ein möglicher Indikator für seine Hormonsensitivität. Karzinome mit einheitlicher Zelldifferenzierung machen jedoch

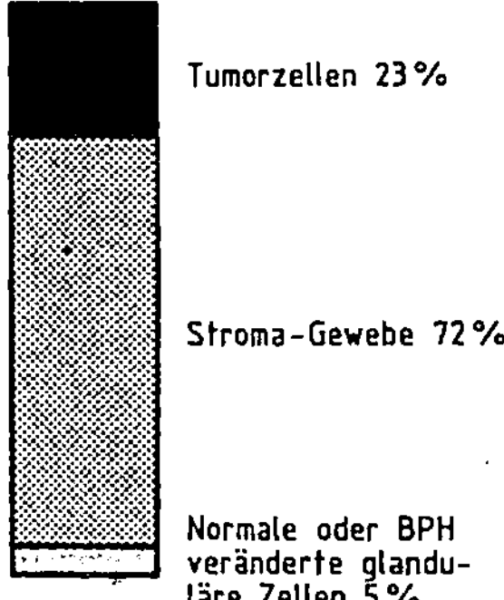

Abb. 4. Heterogenität von Prostatabiopsatgewebe: Morphometrische Analyse des Biopsats

nur 45% aller Fälle aus [11]. Die restlichen 55% sind pluriforme Tumoren, in denen sich sowohl anaplastische als auch hochdifferenzierte Tumorzellen finden. Die Heterogenität der Tumoren bedingt, daß sich die einzelnen Zellpupulationen z. T. erheblich in Wachstumsrate, Morphologie, Karyotyp, Immunogenität, Hormon- und Strahlensensitivität, Invasivität sowie ihrer Fähigkeit zu metastasieren unterscheiden [17]. Eine weitere Variable ist der relative Gehalt an Stromazellen in den Biopsien. Morphometrische Analysen von 50 Prostatakarzinombiopsien ergaben einen Anteil von 23% für Karzinomzellen, 72% für Stroma sowie 5% für normale und hyperplastische Drüsenzellen (Abb. 4) [3, 36]. Das Stroma der menschlichen Prostata unterliegt ebenfalls der hormonellen Kontrolle. Im Jahre 1977 berichteten Cowan et al. zum ersten Mal über die vorwiegend im Stroma der Prostata gelegene Aktivität der 5α-Reduktase [9]. Dies konnte alsbald von Krieg et al. [24], Romijn et al. [37] und Bruchowsky et al. [6] unter Anwendung einer mechanischen Technik zur Trennung von Stroma und Epithel bestätigt werden. Aus den angeführten Gründen sollten die mittels biochemischer Analysen erzielten Ergebnisse vorsichtig interpretiert und in Zukunft durch morphometrische Untersuchungen ergänzt werden.

Die erwähnten Einschränkungen gelten auch für die zwischen den Enzymaktivitäten von 5α-Reduktase bzw. 3α-Hydroxysteroid-Oxidoreduktase und einem Erfolg oder Versagen der endokrinen Therapie des Prostatakarzinoms gefundenen Korrelationen. Prout et al. [33] untersuchten z. B. sowohl die Testosteronaufnahme als auch die Bildung von 5α-Dihydrotestosteron und 5α-Androsteran-3α-17β-Diol in behandelten und unbehandelten lokalen Tumoren und Metastasen. Es fanden sich signifikant erniedrigte oder fehlende 5α-Reduktase-Aktivitäten in hormoninsensitiven Prostatakarzinomen. Die 5α-Reduktase kann daher als Indikator der Hormonsensitivität eines Prostatakarzinoms dienen. Weiters fanden sowohl Morfin als auch Jacobi und ihre Mitarbeiter eine verminderte 3α-Hydroxysteroid-Oxidoreduktase-Aktivität in undifferenzierten Prostatakarzinomen [22, 30].

Hypothalamus-Hypophysen-Gonaden-Achse

Die Hypothalamus-Hypophysen-Gonaden-Achse kontrolliert die endogenen und exokrinen Funktionen des Hodens (Abb. 5). Das Gonadotropin-releasing-Hormon

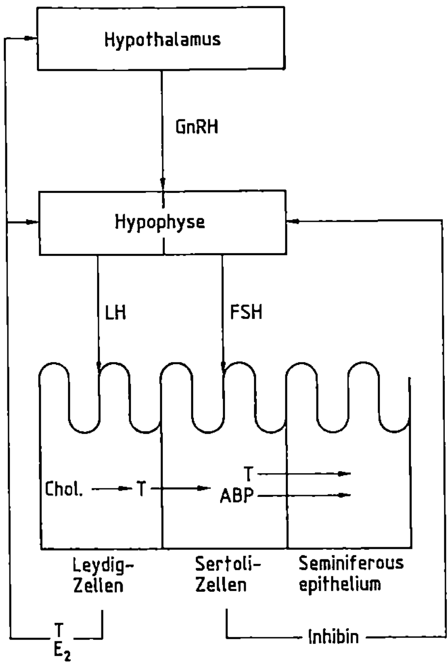

Abb. 5. Die hypothalamisch-hypophysäre-gonadale Achse des Mannes

(GRH) ist das bisher einzige gonadotropinfreisetzende Hormon, das identifiziert werden konnte [39]. Gonadotropine regulieren über einen negativen Rückkoppelungsmechanismus direkt die tubulären und intertubulären Kompartimente des Hodens. FSH ist insbesondere an der Kontrolle des Keimepithels beteiligt: ^{3}H-markiertes FSH wird an das Keimepithel gebunden [12, 28]. LH setzt die Testosteronbiosynthese in Gang und kontrolliert sie: ^{3}H-markiertes LH wird an die Leydig-Zwischenzellen gebunden.

Formen der endokrinen Therapie des Prostatakarzinoms

Hauptziel der endokrinen Therapie des Prostatakarzinoms ist die Blockade der androgenen Stimulation der Prostatakarzinomzellen. Hierzu stehen mehrere therapeutische Möglichkeiten zur Verfügung:

1) Orchiektomie,
2) Suppression der hypophysären LH-Sekretion,
3) Hemmung der Androgensynthese,
4) Hemmung der Androgenbindung.

Orchiektomie

Da mehr als 90% des im Blut zirkulierenden Testosterons von den Hoden produziert werden, reduziert eine bilaterale Orchiektomie bei den meisten Patienten den Testosteronserumspiegel von 5 ng/ml auf ungefähr 0,5 ng/ml [27, 35, 46].

Unterdrückung der hypophysären LH-Sekretion durch Östrogene

Östrogentherapie: Östrogene üben mehrere verschiedene Wirkungen auf den Androgenmetabolismus aus einschließlich:

1) Der Suppression der hypophysären LH-Sekretion,
2) Der Erhöhung der Konzentrationen des sexualsteroidbindenden Globulins,
3) Der Erniedrigung der testikulären Testosteronsynthese,
4) Der Erhöhung der hypophysären Prolaktinsekretion und
5) In sehr hohen Konzentrationen der Erniedrigung der DNA-Synthese in Prostatakarzinomzellen.

Seit der Veröffentlichung der Studien von Huggins u. Hodges [13], Huggins et al. [15] sowie Nesbit u. Baum [31] wurde die Wirksamkeit der Östrogene nie ernsthaft in Frage gestellt. In den vergangenen 2 Jahrzehnten haben mehrere klinische Studien den Wert dieser gegengeschlechtlichen Behandlung bestätigt. Kontroverse Aspekte dieser Therapieform wurden jedoch kaum diskutiert.

In den Phase-III-Studien der American Veterans Admininistration Cooperative Urological Research Group (VACURG) [52] lebten nach 5 Jahren noch 23% von 254 Patienten. Retrospektive Studien über 83 Patienten der Innsbrucker Universitätsklinik, 107 Patienten der Klinik in Mainz und 90 Patienten der Klinik in Würzburg ergaben 5-Jahres-Überlebensraten von 13%, 18% bzw. 29% (Abb. 6).

In Anbetracht der offensichtlichen Nachteile der Östrogentherapie stellt sich die Frage, ob die alleinige Kastration vergleichbare oder sogar bessere Überlebensraten erbringt. Die Nachteile einer Östrogentherapie sind die kurzfristige Aktivität der Östrogene, eine hohe Inzidenz von kardiovaskulären Komplikationen und hepatischen Nebenwirkungen, eine unerwünschte Hyperprolaktinämie und eine zelluläre Immunsuppression, die zwar mehr oder weniger ignoriert werden, aber dennoch eine Rolle beim Tumorwachstum spielen kann.

Bereits 1950 ergab eine retrospektive Studie von Nesbit u. Baum [31] eine 5-Jahres-Überlebensrate von 21% für Patienten, die ausschließlich einer Orchiektomie unterzogen worden waren. Diese Zahlen wurden später durch die Phase-III-Ergebnisse der VACURG-Studie [52] bestätigt: 26% der Patienten überlebten länger als 5 Jahre (Abb. 7).

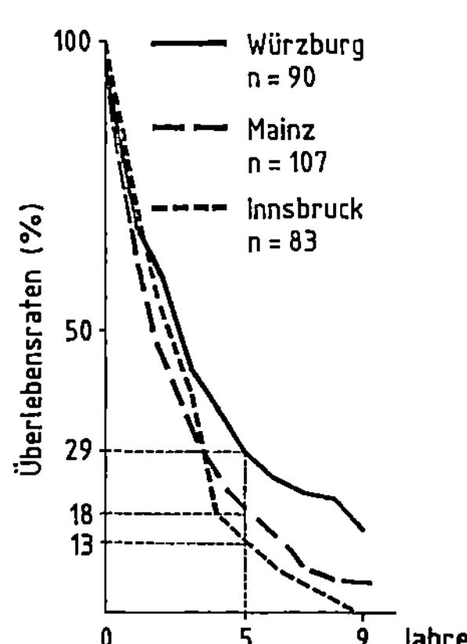

Abb. 6. 5-Jahres-Überlebensraten nach Orchiektomie und unter Östrogentherapie

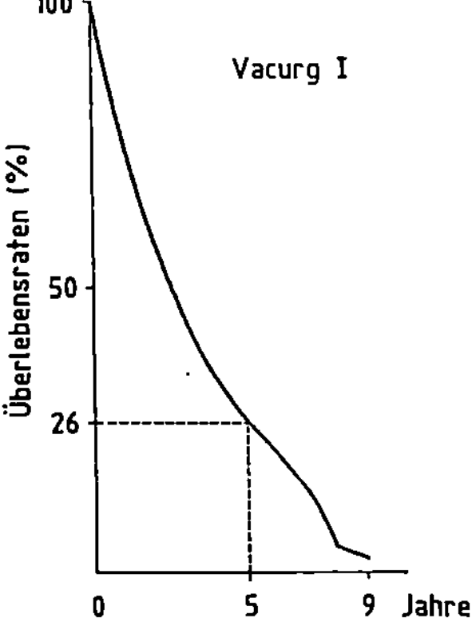

Abb. 7. 5-Jahres-Überlebensraten nach Orchiektomie. (Nach Veteran-Administration Co-operation Urological Research Group [52])

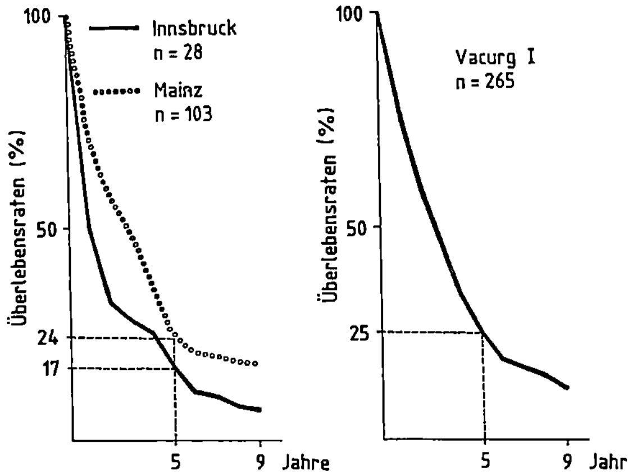

Abb. 8. 5-Jahres-Überlebensraten unter Östrogentherapie

Retrospektive Studien, die 28 Patienten der Innsbrucker Universitätsklinik, 103 Patienten der Klinik in Mainz und 265 Patienten der VACURG-Studie [52] umfaßten, ergaben 5-Jahres-Überlebensraten von nur 17%–25% bei primärer Östrogentherapie eines fortgeschrittenen Prostatakarzinoms ohne Kastration (Abb. 8).

Hieraus kann geschlossen werden, daß eine alleinige Östrogentherapie oder Kastration genauso effektiv ist wie eine Kombination beider Verfahren. Berücksichtigt man die oben erwähnten Nachteile der Östrogentherapie, so erscheint die alleinige primäre Kastration als Therapie der Wahl. Jedoch werden die Auswirkungen auf die Psyche des Patienten und die Tatsache, daß es sich hierbei um einen operativen Eingriff handelt, als Nachteile der Kastration angesehen. Daher scheint die antiandrogene Therapie eine gute Alternative sowohl zur Orchiektomie als auch zur Östrogentherapie zu sein.

Suppression der hypophysären LH-Sekretion durch GRH-Agonisten und -Antagonisten: GRH-Agonisten sind synthetische Verbindungen, die eine ähnliche biochemische

Struktur wie das gonadotropinfreisetzende Hormon besitzen, jedoch an den Positionen 6 und 10 Polypeptidkette verändert worden sind [8]. Die kurzfristige pulsatile Gabe dieser Verbindungen stimuliert die Sekretion von LH und FSH aus dem Hypophysenvorderlappen, während eine langfristige Gabe die Gonadotropinsekretion blockiert und eine für Gonadotropine selektive, chemische Hypophysektomie bewirkt. Diese Substanzen müssen entweder intranasal verabreicht oder subkutan injiziert werden. Mehrere GRH-Antagonisten sind bei der Behandlung von Patienten mit Prostatakarzinom verwendet worden. Der anfängliche Anstieg des Testosteronspiegels könnte das Tumorwachstum stimulieren; daher kann es angebracht sein, Östrogene während der ersten 2 Wochen der Therapie zu verabreichen.

Agonisten und Antagonisten des gonadotropinfreisetzenden Hormons bewirken weder Gynäkomastie noch kardiovaskuläre Nebenwirkungen. Sie sind jedoch äußerst teuer und weisen zudem mit Ausnahme der Vermeidung potentiell nachteiliger psychischer Effekte der Operation keine wesentlichen Vorteile gegenüber der Orchiektomie auf.

Hemmung auf der Androgensynthese

Testosteron wird durch eine Reihe biochemischer Reaktionen, an denen 5 Enzyme beteiligt sind, aus Cholesterol und Azetat synthesiert [54]. Die Inhibitoren dieser Enzyme stören die Synthese von Testosteron und sind daher theoretisch bei der Behandlung des Prostatakarzinoms nützlich. Zu den Enzyminhibitoren gehören Amminoglutethimid, Spironolacton, Zyanoketon und Medrogeston.

Hemmung der Androgenbindung

Androgene müssen zur Entfaltung ihrer Wirkung an die intrazellulären Rezeptorproteine der Prostatakarzinomzelle binden. Die Wirkung der Androgene kann durch Substanzen gehemmt werden, die mit Dihydrotestosteron um die Bindung an das Rezeptorprotein konkurrieren. Diese Substanzen werden Antiandrogene genannt und schließen Cyproteron-Azetat, Flutamid und Medrogeston ein [54]. Cyproteron-Azetat war eines der untersuchten Antiandrogene. Dieses Medikament hat mehrere therapeutisch attraktive Charakteristika. Es hemmt die LH-Sekretion aus der Hypophyse, blockiert die Testosteronsynthese und wird an den intrazellulären Dihydrotestosteronrezeptor gebunden. Trotz seiner klinischen Wirksamkeit bietet es keine größeren Vorteile gegenüber DES.

Im Gegensatz zu Cyproteron-Azetat wirkt Flutamid ausschließlich als reines Antiandrogen. Flutamid ist kein Steroid, es hemmt weder die Testosteronsynthese noch die LH-Sekretion. Es wirkt durch die Bindung an den Diyhdrotestosteronrezeptor. Klinische Studien zeigen, daß Flutamid primär bei den Patienten eine Tumorregression bewirkt, die zuvor noch nicht hormonell behandelt worden sind. Gelegentlich werden aber auch nach Fehlschlägen einer konventionellen Hormontherapie Erfolge verbucht. Flutamid erniedrigt nicht den Plasmatestosteronspiegel. Frühere Studien von Prout et al. [32] und Caine et al. [7], bei denen Flutamid zur Behandlung von Patienten mit Prostatakarzinom oder BPH zur Anwendung gekommen war, zeigten keinen nachteiligen Effekt auf die sexuelle Potenz. Von 10 Patienten, die einen Rückfall nach einer Flutamidtherapie erlitten hatten, zeigten 3 eine subjektive Antwort auf eine nachfolgende Orchiektomie unter Östrogengabe. In einer Doppelblindstudie, die Flutamid und DES bei 15 Patienten mit zuvor unbehandeltem Krankheitsstadium D verglich, fanden Jacobo et al. [23] keine signifikanten Unterschiede in der Wirksamkeit der beiden Substanzen.

Grenzen der endokrinen Therapie beim Prostatakarzinom: Entwicklung einer Androgenresistenz beim Prostatakarzinom

Karzinome besitzen die Fähigkeit, gegen Chemo- und/oder Hormontherapien resistent zu werden [16, 25, 49]. So sprechen anfangs mehr als 80% aller Prostatakarzinome auf einen Androgenentzug an. Allerdings verfallen schließlich fast alle Patienten in ein androgenunabhängiges Stadium, in dem selbst Versuche, die niedrigen Serumspiegel nichttestikulärer Androgene durch Hypophysektomie, Adrenalektomie oder Gabe direkt wirkender Antiandrogene zu senken, ohne Auswirkung auf das weitere Tumorwachstum bleiben [41, 42].

Die Neigung des Prostatakarzinoms, eine Resistenz gegen eine androgenablative Therapie zu entwickeln, steht im klaren Gegensatz zur normalen Prostata, die ständig Androgene benötigt, um ihre normale Funktion und Zellzahl aufrecht zu erhalten. Mindestens 3 Mechanismen regulieren das Zellwachstum im normalen hormonsensitiven Gewebe [34]. In Gegenwart von Hormonen beginnen unreife oder zurückgebildete Zellen DNA zu synthetisieren und in der Folge zu proliferieren. Wird die normale Gewebesgröße erreicht, beendet ein negativer Feedbackmechanismus die DNA-Synthese und Zellproliferation. Die Größe der glandulären Strukturen wird so lange aufrecht erhalten, wie Hormone anwesend sind. Ihr Entzug löst die Selbstverdauung des Gewebes aus. Autophagie ist ein aktiver, über Rezeptoren gesteuerter Prozeß [5]. Diejenigen Zellen, die überleben, haben Eigenschaften, die denen von Stammzellen gleichen. Sie unterscheiden sich von hormonabhängigen Zellen durch das Fehlen der Fähigkeit zur Autophagie. Aus derartigen Zellen können hormonsensitive Organe durch Verabreichung von Hormonen regeneriert werden.

Untersuchungen am Dunning-R-3327-H-Prostata-Adenokarzinom zeigen, daß ein Wiederauftreten des Prostatakarzinoms nach Androgenentzug durch das kontinuierliche Wachstum von Klonen von Tumorzellen entsteht, die androgenunabhängig sind und bereits zum Zeitpunkt des Androgenentzuges im Primärtumor existiert haben [20, 21, 50]. Prostatakarzinome scheinen daher schon vor Beginn der Hormontherapie aus einer Vielzahl phänotypisch unterschiedlicher Zellklone zu bestehen. Im Hinblick auf die Androgenabhängigkeit können hierbei im wesentlichen 3 Phänotypen von Prostatakarzinomzellen unterschieden werden: androgenabhängige, androgensensitive und androgenunabhängige. *Androgenabhängige* Zellen benötigen ständig eine ausreichende androgene Stimulation für ihren Bestand und ihr Wachstum (d. h. ohne adäquate androgene Stimulation sterben diesen Zellen ab). Sie sind den androgenabhängigen, nicht-neoplastischen Zellen der normalen Prostata sehr ähnlich. *Adrogensensitive* Tumorzellen hingegen sterben nach Androgenentzug nicht ab, sondern proliferieren nur nicht mehr weiter. *Androgenunabhängige*

Zellen sterben weder ab noch verlangsamt sich ihr Wachstum nach erfolgtem Androgenentzug, unabhängig von seinem Ausmaß; diese Zellen sind vollkommen autonom gegenüber einer androgen wachstumsfördernden Wirkung. Dies bedeutet, daß nur androgenabhängige Zellen durch einen Androgenentzug vollständig eliminiert werden können.

Aufgrund der bekannten Heterogenität des menschlichen Prostatakarzinoms ist es daher nicht weiter verwunderlich, wenn bei ein und demselben Patienten Primärtumor und Metastasen in unterschiedlichem Maße auf einen Androgenentzug reagieren. Die endokrine Therapie des fortgeschrittenen Prostatakarinoms ist deshalb in den meisten Fällen nur palliativer Natur.

Literatur

1. Asselin J, Labrie F, Gourdeau J, Bonne C, Raynaud JP (1976) Binding of ^{3}H-methyltrienolone (R-1881) in rat prostate und human benign prostatic hypertrophy (BPH). Steroids 28:449–459
2. Barrack ER, Coffey DS (1980) The specific binding of estrogens and androgens to the nuclear matrix of sex hormone responsive tissues. J Biol Chem 255:7265–7275
3. Bartsch G, Müller HR, Oberholzer M, Rohr HP (1979) Light microscopic stereological analysis of the normal human prostate and of benign prostate hyperplasia. J Urol 122:487–491
4. Bonne C, Raynaud JP (1975) Methyltrienolone, a specific ligand for cellular androgen receptors. Steroids 26:227–232
5. Bruchovsky N, Lesser B, Van Doorn E, Craven S (1975) Hormonal effects on cell proliferation in rat prostate. Vitam Horm 33:61–102
6. Bruchovsky N, Callaway T, Lieskovsky G, Rennie PS (1980) Markers of androgen action in human prostate: potential use in the clinical assessment of prostatic carcinoma. In: Witliff JL, Dapunt O (eds) Steroid receptors and hormone dependent neoplasia. Masson Publ USA, New York, pp 121–132
7. Caine M, Perlberg S, Gordon R (1975) The treatment of benign prostatic hypertrophy with flutamide (SCH-13521): A placebo controlled study. J Urol 114:564–568
8. Corbin A (1982) From contraception to cancer: a review of the therapeutic applications of LHRH analogues as antitumor agents. Yale J Biol Med 55:27–47
9. Cowan RA, Cowan SK, Grant JK, Elder HY (1977) Biochemical investigations of separated epithelium and stroma from benign prostatic hyperplastic tissue. J Endocrinol 74:111–116
10. De Krester DM, Catt KJ, Paulsen CA (1971) Studies on the in vitro testicular binding of iodinated luteinizing hormone in rats. Endocrinology 80:332–337
11. Dhom G (1976) Pathology and classification of prostatic carcinoma. In: Marberger H, Haschek H, Schirmer HKA, Colston JAC, Witkin E (eds) Prostatic disease. Liss, New York, p 111
12. Dufau ML, Catt KJ (1973) Extraction of soluble gonadotropin from rat testis. Nature 242:246–248
13. Huggins C, Hodge CV (1941) Studies on prostatic cancer. I. The Effect of castration, of estrogen and of androgen injection on serum phosphatases in metastatic carcinoma of the prostate. Cancer Res 1:293–297
14. Huggins C, Stevens RA (1940) The effect of castration on benign hypertrophy of the prostate in man. J Urol 43:705–714
15. Huggins C, Stevens RA, Hodges CV (1941) Studies on prostatic cancer. II. The effects of castration on advanced carcinoma of the prostate gland. Arch Surg 43:209–223
16. Isaacs JT (1982) Cellular factors in the development of resistance to hormonal therapy. In: Bruchovsky N, Goldie JH (eds) Drug und hormone resistance in neoplasia. vol I. CRC Press, Boca Raton, pp 139–156
17. Isaacs JT, Coffey DS (1979) Androgenic control of prostatic growth: regulation of steroid levels. UICC Monogr (Prostatic Cancer) 48:112–122

18. Isaacs JT, Coffey DS (1981) Adaptation versus selection on the mechanism responsible for the relapse of prostatic cancer to androgen ablation therapy as studied in the Dunning R-3327-H adenocarcinoma. Cancer Res 41:5070–5075
19. Isaacs JT, Coffey DS (1981) Androgen metabolism in the prostate: new concepts related to normal and abnormal growth. In: Altwein JE, Bartsch G, Jacobi GH (eds) Antihormone, Bedeutung in der Urologie. Zuckschwerdt, München, pp 3–20
20. Isaacs JT, Heston WDW, Weissmann RM, Coffey DS (1978) Animal models of the hormone-sensitive and insensitive prostatic adenocarcinomas. Dunning R-3327-H, R-3327-HI, and R-3327-AT. Cancer Res 38:4353–4359
21. Isaacs JT, Schulze H, Coffey DS (1987) Development of androgen resistance in prostatic cancer. In: Murphey GP, Khoury S, Küss R, Chatelain C, Denis L (eds) Prostate cancer, part A: Research, endocrine treatment, and histopathology. Liss, New York, pp 21–31
22. Jacobi GH, Altwein JE (1980) Androgenstoffwechsel im Prostatakarzinom: 3-Hydroxysteroid-Dehydrogenase-Aktivität in Abhängigkeit vom Tumor-Differenzierungsgrad. Urol Intern 35:194–205
23. Jacobo E, Schmidt JD, Weinstein SH, Flocks RH (1976) Comparison of flutamide (SCH-13521) and diethylstilbestrol in untreated prostatic cancer. Urology 8:231–233
24. Krieg M, Klötzl G, Kaufmann J, Voigt KD (1981) Stroma of human benign prostatic hyperplasia: preferential tissue for androgen metabolism and estrogen binding. Acta Endocrinol 96:422–432
25. Ling V (1982) Genetic basis of drug resistance in mammalian cells. In: Bruchovsky N, Goldie JH (eds) Drug and hormone resistance in neoplasia, vol I. CRC Press, Boca Raton, pp 1–19
26. MacDonald PC, Madden JD, Brenner PF, Wilson JD, Siiteri PK (1979) Origin of estrogen in normal men and in women with testicular feminisation. J Clin Edocrinol Metab 49:905–916
27. Mackler MA, Liberti JP, Smith MJV, Koontz WW, Prout GR (1972) The effect of orchiectomy and various doses of stilbestrol on plasma testosterone levels in patients with carcinoma of the prostate. Invest Urol 9:423–425
28. Means AR, Vaitukaitis JL (1972) Peptide hormone receptors: specific binding of ^{3}H-FSH to testis. Endocrinology 90:39–46
29. Menon M, Tananis CE, Hicks LL, Hawkins EF, McLoughlin HG, Walsh PC (1978) Characterization of the binding of a potent synthetic androgen methyltrienolone, to human tissues. J Clin Invest 61:150–162
30. Morfin RF, Leav I, Chavles JF, Cavazos LF, Ofner P, Floch HH (1977) Correlative study of the morphology and C_{19}-steroid metabolism of benign and cancerous human prostatic tissue. Cancer 39:1517–1534
31. Nesbit RM, Baum WC (1950) Endocrine control of prostatic carcinoma; clinical and statistical survey of 1818 cases. JAMA 143:1317–1320
32. Prout GR, Irwin RJ, Kliman B, Daly JJ, MacLaughlin RA, Griffin PP (1975) Prostatic cancer and SCH-13521. II. Histological alterations and the pituitary gonadal axis. J Urol 113:834–840
33. Prout GR, Kliman B, Daly JJ, MacLaughlin RA, Griffin PD (1976) In vitro uptake of ^{3}H-testosterone and its conversion to dihydrotestosterone by prostatic carcinoma and other tissues. J Urol 116:603–610
34. Rennie PS (1982) Biochemical aspects of androgen resistance. In: Bruchovsky N, Goldie JH (eds) Drug and hormone resistance in neoplasia, vol I. CRC Press, Boca Raton, pp 95–121
35. Robinson MRG, Thomas BS (1971) Effect of hormonal therapy on plasma testosterone levels in prostatic carcinoma. Br Med J 4:391–394
36. Rohr HP, Bartsch G (1980) Human benign prostatic hyperplasia: a stromal disease. Urology 16:625–633
37. Romijn JC, Oishi K, Belt de Vries J, Schweikert U, Mulder E, Schröder FH (1980) Androgen metabolism and androgen receptors in separated epithelium and stroma of the human prostate. In: Schröder FH, de Voogd HJ (eds) Steroid receptors, metabolism and prostatic cancer. Excerpta Medica, Amsterdam, pp 134–139
38. Rosen V, Jung I, Baulieu EE, Roberl P (1975) Androgen binding proteins in human benign prostate hypertrophy. J Clin Endocrinol Metab 41:761–770
39. Schally AV, Arimura A, Kastin AJ (1973) The LH and FSH releasing hormone. In: Scow RO (ed) Endocrinology. Excerpta Medica, Amsterdam

40. Scheiber K, Mikuz G, Bartsch G (1984) Exocrine and endocrine functions in unilateral testicular disease. World J Urol 2:251–254
41. Schulze H, Isaacs JT, Coffey DS (1986) A critical review of the concept of total androgen ablation in the treatment of prostate cancer. In: Murphy G (ed) 2nd International Symposium on Prostatic Cancer. Liss, New York
42. Scott WW, Menon M, Walsh PC (1980) Hormonal therapy of prostatic cancer. Cancer 45:1929–1936
43. Shain SA, Boesel RW (1978) Human prostate steroid hormone receptor quantitation: current methodology and possible utilization as a clinical discriminant in carcinoma. Invest Urol 16:169–174
44. Shain SA, Boesel RW (1978) Androgen receptor content of the normal and hyperplastic canine prostate. J Clin Invest 61:645–660
45. Shain SA, Boesel RW, Lamm DL, Rodwin HM (1978) Characterization of unoccupied (R) and occupied (RA) androgen binding components of the hyperplastic human prostate. Steroids 31:541–556
46. Shearer RJ, Hendry WF, Sommer IF, Ferguson JD (1973) Plasma testosterone: An accurate monitor of hormone treatment in prostatic cancer. Br J Urol 45:668–677
47. Siiteri PK, Wilson JD (1970) Dihydrotestosterone in prostatic hypertrophy. I. The formation and content of dihydrotestosterone in the hypertrophic prostate of man. J Clin Invest 49:1737–1745
48. Sirett DAN, Grant JK (1978) Androgen binding in cytosols and nuclei of human benign hyperplastic tissue. J Endocrinol 77:101–110
49. Skipper HE, Schabel FM, Lloyd MM (1978) Selection and overgrowth of specifically and permanently drug-resistant tumor cells. Exp Ther Kinetics 15:207–217
50. Smolev JK, Heston WDW, Scott WW, Coffey DS (1977) Characterization of the Dunning R-3327-H prostatic adenocarcinoma: An appropriate animal model for prostatic cancer. Cancer Treat Rep 61:273–287
51. Trachtenberg J, Bujnovszky P, Walsh PC (1982) Androgen receptor content of normal and hyperplastic human prostate. J Clin Endocrinol Metab 54:17–21
52. Veterans Administration Co-operative Urological Research Group (1967) Treatment and survival of patients with cancer of the prostate. Surg Gynecol Obstet 124:1011–1017
53. Wagner RK (1972) Characterization and assay of steroid hormone receptors and steroid binding serum proteins by agar gel electrophoresis at low temperature. Hoppe Seylers Z Physiol Chem 253:1235–1245
54. Walsh PC (1975) Physiologic basis for hormonal therapy in carcinoma of the prostate. Urol Clin North Am 2:125–140
55. Walsh PC, Hicks LL (1979) Characterization and measurement of androgen receptors in human prostatic tissue. Prog Clin Biol Res 33:51–63

Wertigkeit der Chemotherapie in der Behandlung des fortgeschrittenen Prostatakarzinoms

M. P. Wirth

Das Prostatakarzinom ist in der Bundesrepublik Deutschland und in den Vereinigten Staaten der zweithäufigste maligne Tumor bei Männern [1, 5, 43]. Bei der Diagnosestellung eines Prostatakarzinoms liegt bereits bei der Mehrzahl der Patienten ein fortgeschrittenes Tumorstadium C oder D vor [7, 35]. 20–30% der Tumoren sind primär hormonresistent und 50% der Patienten mit Metastasen haben innerhalb von 1,5–3 Jahren nach Beginn der hormonellen Therapie einen Tumorprogreß [7, 42]. Die mediane Überlebenszeit dieser Patienten beträgt dann weniger als 40 Wochen [13]. Diese Daten weisen daraufhin, daß zusätzliche Formen der Therapie zur Behandlung des inoperablen Prostatakarzinoms erforderlich sind. Eine Möglichkeit stellt hier die Chemotherapie dar. In der Vergangenheit wurden umfangreiche Studien zur Überprüfung der Wirksamkeit chemotherapeutischer Substanzen bei diesem Tumor durchgeführt. Die Ergebnisse sind jedoch insgesamt enttäuschend.

Als Ursachen hierfür sind zu nennen:

1) Die Wirksamkeit der gegenwärtig verfügbaren Zytostatika ist wahrscheinlich nicht ausreichend.
2) In praktisch allen Studien wurden nur Patienten mit ausgedehntem Tumorbefall und multiplen Vorbehandlungen aufgenommen, dadurch könnte die Effektivität der Chemotherapie vermindert sein.
3) Die Biologie des Tumors mit einer Wachstumsfraktion von weniger als 5% ist ein Problem, da fast alle Chemotherapeutika nur sich teilende Zellen abzutöten vermögen.
4) Die bekannte Heterogenität des Prostatakarzinoms mit möglichen chemotherapieresistenten Zellklonen.

In der Beurteilung der Wirksamkeit chemotherapeutischer Substanzen ergeben sich bei Vergleichen in der Literatur Probleme, da verschiedene Definitionen zur Beurteilung eines Ansprechens des Tumors auf die Therapie verwendet werden. Nach den Kriterien der EORTC werden nur anhand meßbarer Läsionen nachgewiesene partielle oder komplette Remissionen als Therapieerfolg gewertet. Eine stabile Krankheitsphase gilt dagegen als Therapieversagen. Das National Prostatic Cancer Project (NPCP) wertet jedoch auch eine stabile Krankheitsphase für mehr als 12 Wochen als einen Therapieerfolg. Diese unterschiedlichen Kriterien führen selbstverständlich zu verschiedenen Ergebnissen.

Tabelle 1. Phase-II-Studien: Chemotherapie des hormonrefraktären Prostatakarzinoms mittels Einzelsubstanzen

Substanz	Anzahl evaluier- barer Patienten	Ansprechraten (%)		Nur CR + PR (%) (falls angegeben)	Literatur
		MW	Streuungs- bereich		
Cisplatin	117	27	0–44	24	[31, 41, 44, 59]
Cyclophosphamid	57	14			[4]
Doxorubicin	139	31	14–84	9	[3, 36, 38, 39, 46]
Epirubicin[a]	60	36	27–47	23	[2, 24]
Etoposid	43	7	3–40	5	[38, 58]
Estracyt	421	30	20–74	17	[9, 11, 21, 25, 26] [32, 37, 57]
5-Fluorouracil	24	50	14–100		[2, 14, 17, 33]
Mitomycin-C	35	26	0–29	29	[16, 20]

[a] Medroxyprogesteronacetat wurde gleichzeitig verabreicht.

Ergebnisse von Phase-II-Studien in der Behandlung hormonresistenter Prostatakarzinome

Monochemotherapie

Die in der Literatur angegebenen durchschnittlichen Ansprechraten hormonrefraktärer Prostatakarzinome auf eine Chemotherapie mit Einzelsubstanzen zeigt Tabelle 1. Auffällig sind die großen Streuungsbereiche, die in der Literatur berichtet werden. Die Ursachen für diese großen Unterschiede können zum einen erklärt werden durch die verschiedenen Ansprechkriterien, die in den Studien verwendet werden sowie durch Änderungen in der applizierten Dosis und den Zeitintervallen der verabreichten Medikamente. Bei den allgemeinen Ansprechraten sind auch solche Patienten beinhaltet, bei denen nur eine stabile Krankheitsphase vorlag. Die kompletten und partiellen Remissionen sind gesondert angegeben. Nur Cisplatin, Epirubicin und Mitomycin weisen „objektive" Ansprechraten von mehr als 20% auf. Objektive Remissionsraten über 30% wurden bei keinem Medikament nachgewiesen. Das bedeutet, daß die untersuchten Chemotherapeutika beim hormonrefraktären Prostatakarzinom nur wenig effektiv sind.

Kombinationschemotherapie

Phase-II-Studien

Die berichteten allgemeinen Ansprechraten sind bei einer Kombinationschemotherapie, wie in Tabelle 2 angegeben, etwas höher als bei der Monotherapie. Für diese besseren Ansprechraten sind jedoch im wesentlichen Patienten mit einer stabilen

Tabelle 2. Phase-II-Studien: Kombinationschemotherapie des hormonrefraktären Prostatakarzinoms

Behandlung	Anzahl der Patienten	Ansprechraten (%)		CR + PR (%) (falls angegeben)	Literatur
		MW	Streuungsbereich		
Cyclophosphamid, Doxorubicin	93	41	18–57	13	[17, 27, 29, 50, 56]
Doxorubicin, 5-Fluorouracil Mitomycin-C	92	50	44–64	3	[15, 23, 28]
5-Fluorouracil, Melphalan, Methotrexat, Vincristin, Prednison	84	61		4	[40]
Cyclophosphamid, Cisplatin, Doxorubicin	17	71		41	[18]

Krankheitsphase verantwortlich. Diese Ergebnisse müssen deshalb mit Vorsicht interpretiert werden, da eine stabile Krankheitsphase auch den natürlichen Verlauf der Erkrankung während einiger Wochen widerspiegeln kann. Was die objektiven Ansprechraten betrifft, so werden die besten Ergebnisse mit 41% bei einer Kombination von Cisplatin, Cyclophosphamid und Doxorubicin berichtet.

Prospektive randomisierte Studien

Die Mehrzahl der prospektiven randomisierten Studien zeigen keine Überlegenheit der Kombinationschemotherapie in der Behandlung des fortgeschrittenen Prostatakarzinoms (Tabelle 3). Es muß jedoch festgestellt werden, daß die Interpretation der Ergebnisse aufgrund der Verwendung unterschiedlicher Chemotherapeutika, unterschiedlicher Dosierungen der Chemotherapeutika und/oder verschiedener Zeitintervalle in der Kombinationstherapie im Vergleich zur Monotherapie sehr schwierig ist.

Stephens et al. [53] berichten über eine Überlegenheit einer Kombinationschemotherapie bestehend aus Cyclophosphamid und Doxorubicin versus Hydroxyharnstoff. Es konnte jedoch bisher nicht gezeigt werden, daß Hydroxyharnstoff beim Prostatakarzinom überhaupt wirksam ist.

Torti et al. [55] untersuchten die Kombination von Cisplatin plus Doxorubicin versus Doxorubicin allein. Diese Autoren verwendeten in der Kombinationstherapie die gleiche Dosis und die gleichen Zeitintervalle wie in der Monotherapie. In der Kombinationsbehandlung wurde eine deutlich höhere Toxizität der Chemotherapie im Vergleich zur Monotherapie mit Doxorubicin festgestellt. Torti et al. konnten jedoch keine Überlegenheit der Kombinationstherapie in bezug auf die Remissionsraten nachweisen.

Tabelle 3. Randomisierte Studien: Kombinationschemotherapie versus Monotherapie des hormonrefraktären Prostatakarzinoms (*CYC:* Cyclophosphamid; *5-FU:* 5-Fluorouracil; *DOX:* Doxorubicin; *MTX:* Methotrexat; *MMC:* Mitomycin C; *DDP:* Cisplatin; *EST:* Estracyt; *VCR:* Vincristin)

Kombinationstherapie	Ansprechrate	Monotherapie	Literatur
CYC + 5-FU + DOX[a]	=	CYC	[6]
CYC + 5-FU + DOX[a]	>	5-FU	[49]
CYC + 5-FU + MTX[a]	=	CYC	[36]
MMC + 5-FU + DOX[a]	=	CYC	[23]
CYC + DOX[a]	>	Hydroxyharnstoff	[53]
DOX + DDP[b]	=	DOX	[55]
EST + VCR[b]	=	EST	[51]
	=	VCR	
EST + DDP[b]	>	EST	[52]
	>	DDP	

[a] Dosis und/oder Zeitintervalle unterscheiden sich in der Monotherapie und in der Kombinationstherapie.
[b] Dosis und Zeitintervalle sind in der Monotherapie und der Kombinationstherapie gleich.

In den Untersuchungen von Soloway et al. wurden ebenfalls die Dosierungen und Zeitintervalle in der Kombinations- und Monotherapie konstant gehalten. Diese Autoren konnten keine bessere Wirkung der Kombinationstherapie, bestehend aus Estracyt plus Vincristin, versus den Einzelsubstanzen nachweisen [51]. Bei Kombination von Estracyt und Cisplatin ergab sich jedoch ein synergistischer Effekt dieser Therapie im Vergleich zur Monotherapie [52].

Chemotherapie in wöchentlichen Intervallen

Das Wachstumsverhalten des Prostatakarzinoms ist die Ursache dafür, daß von einigen Autoren eine Chemotherapie in kürzeren Zeitintervallen empfohlen wird. Anstatt mit 3–4wöchigem Intervall werden die Substanzen wöchentlich in etwas niedrigerer Dosierung verabreicht. Der Grund hierfür ist, daß praktisch alle Zytostatika nur sich teilende Zellen zerstören können und nach dem Abtöten dieser Zellen des Tumors, Zellen die sich in der GO-Phase des Tumors befinden, rekrutiert werden, um die Wachstumsfraktion des Malignoms wieder auf ihren vorherigen Anteil zu bringen. Diese neu rekrutierten Zellen können dann wieder durch die Zytostatika abgetötet werden. Bei Tumoren wie beim Prostatakrebs mit einer Wachstumsfraktion von weniger als 5%, könnte eine Chemotherapie, die in kürzeren Intervallen verabreicht wird, daher vorteilhaft sein. Torti et al. [54] berichteten über eine gute allgemeine Ansprechrate bei Verwendung von Doxorubicin 20 mg/m^2 Körperoberfläche in wöchentlichen Intervallen (Tabelle 4). Fossa et al. [12] fanden jedoch bei Verwendung einer totalen Dosis von 20 mg Doxorubicin nur eine geringgradige Wirkung auf das Prostatakarzinom.

Tabelle 4. Wöchentliche Chemotherapiegabe in der Behandlung hormonrefraktärer Prostatakarzinome. Eine komplette Remission wurde in keiner der Studien erreicht

Substanz	Patienten (n)	Ansprechrate (%)	Nur PR (%)	Literatur
Cisplatin	21	43	43	[30]
	33	10	10	[34]
Doxorubicin	25	84	16	[54]
	22	27	0	[12]
Epirubicin	30	51	20	[4]

Epirubicin war bei wöchentlicher Gabe ebenfalls effektiv [4]. Die Toxizität dieser Behandlung war akzeptabel niedrig, so daß die Behandlung ambulant durchgeführt werden konnte. Insbesondere in der Beseitigung ausgeprägter tumorbedingter Schmerzen war diese Therapie sehr erfolgreich.

Merrin et al. [30] berichteten über einen partiellen Response in 43% der Patienten bei Gabe von Cisplatin 1 mg/kg KG wöchentlich für 6 Wochen und danach in 3wöchentlichen Abständen. Moore et al. [34] benutzten praktisch dasselbe Therapieschema und fanden nur in 10% der Fälle eine partielle Remission des Tumors.

Primäre Chemotherapie

Untersuchungen zur primären Chemotherapie des Prostatakarzinoms liegen nur wenige vor. Es gibt jedoch durchaus Argumente, die für solche Studien sprechen. Das Prostatakarzinom stellt einen heterogenen Tumor mit hormonresistenten Tumorzellklonen dar, die ohne weitere Behandlung die Prognose des Patienten bestimmen. Die Chemotherapie ist wahrscheinlich dann effektiver, wenn sie frühzeitig bei kleinem Tumorvolumen eingesetzt wird.

Im Protokoll 500 des National Prostatic Cancer Projects [47] wurde Cyclophosphamid plus Estracyt versus Orchiektomie und Diäthylstilböstrol beim virginellen Prostatakarzinom untersucht. Es fanden sich keine Unterschiede bezüglich des Therapieerfolges in beiden Therapiearmen. Rübben u. Altwein [45] berichteten jedoch über eine vorteilhafte Wirkung einer primären Chemotherapie des fortgeschrittenen Prostatakarzinoms. Patienten, die nur orchiektomiert worden waren, hatten nach 6 Monaten in 41% einen Tumorprogreß. In den Fällen, die zusätzlich eine Chemotherapie mit 5-Fluorouracil, Doxorubicin und Mitomycin C erhielten, wiesen nur 17% nach 6 Monaten einen Tumorprogreß auf. Diese Ergebnisse müssen jedoch kritisch bewertet werden, da es sich um eine nicht randomisierte Studie handelt.

Servadio et al. [48] beschrieben eine primäre Chemotherapie, bestehend aus Cyclophosphamid und 5-Fluorouracil nach Orchiektomie und zusätzlicher Östrogengabe. Diese Autoren verabreichten die Zytostatika während der ersten 2 Jahre in wöchentlichen Abständen und anschließend in 3- bis 4wöchentlichen Intervallen. Sie berichteten über eine 5-Jahres-Überlebensrate im Stadium D2 von 63,5% und im

Stadium C von 87,6%. Diese guten Ergebnisse müssen jedoch noch durch größere Behandlungsserien bestätigt werden.

Zusammenfassend kann festgestellt werden, daß die objektiven Ansprechraten auf eine Chemotherapie beim Prostatakarzinom mit maximal 30–40% gering sind. In einer Vielzahl von Studien konnten zudem bisher – mit wenigen Ausnahmen – keine Vorteile einer Kombinationschemotherapie im Vergleich zur Behandlung mit Einzelsubstanzen nachgewiesen werden. Solche Therapien sind deshalb zum gegenwärtigen Zeitpunkt auf kontrollierte, prospektive Studien zu beschränken. Die klinische Anwendung einer Chemotherapie kann zum gegenwärtigen Zeitpunkt vorwiegend bei Patienten mit ausgeprägten Tumorschmerzen empfohlen werden. Hier sind durch die ambulante Gabe von z. B. Epirubicin oder Mitomycin C gute Erfolge möglich. Es sollten jedoch keine Patienten behandelt werden, bei denen das Knochenmark durch die Metastasen weitgehend ersetzt ist.

Literatur

1. Altwein JE, Jacobi GH (1980) Hormontherapie des Prostatakarzinoms. Urologe A 19:350–357
2. Ansfield FJ, Schroeder J, Curreri AR (1962) Five years' clinical experience with 5-fluorouracil. JAMA 181:295–299
3. Blum RH (1975) An overview of studies with Adriamycin (NSC-123127) in the United States. Cancer Chemother Rep 6 (Part 3):247–251
4. Burk K, Schultze-Seemann W, de Riese W, Hanke P, Weber W (1986) Die ambulante cytostatische Therapie des hormonrefraktären Prostatakarzinoms mit 4-Epirubicin. Deutscher Kongreß für Urologie, abstract 150
5. Carter SK, Wasserman TH (1975) The chemotherapy of urologic cancer. Cancer 36:729–747
6. Chlebowski RT, Hestorff R, Sardoff L, Weiner J, Bateman JR (1978) Cyclophosphamide (NSC 26271) versus the combination of adriamycin (NSC 123127), 5-fluorouracil (NSC 19893), and cyclophosphamide in the treatment of metastatic prostate cancer. Cancer 42:2546–2552
7. Crawford ED, Eisenberger MA, McLeod DG et al (1989) A controlled trial of leuprolide with and without flutamide in prostatic carcinoma. N Engl J Med 321:419–424
8. Cutler SJ, Young JL (1975) Third national cancer survey: incidence data. Natl Cancer Inst Monogr 41
9. Edsmyr F, Esposti PL, Anderson L (1980) Estramustine phosphate therapy in poorly differentiated carcinoma of the prostate. Scand J Urol Nephrol 55 (Suppl):135–138
10. Eisenberger MA, Bezerdjian L, Kalash SA (1987) A critical assessment of the role of chemotherapy for endocrine-resistant prostatic carcinoma. Urol Clin North Am 14:695–706
11. Fossa DS, Miller A (1976) Treatment of advanced carcinoma of the prostate with estramustine phosphate. J Urol 115:406–408
12. Fossa SD, Urnes T, Kaalhus O (1987) Weekly low-dose adriamycin in hormone-resistant metastatic cancer of the prostate. Scand J Urol Nephrol 21:13–16
13. Gibbons RP (1987) Prostate cancer chemotherapy. Cancer 60:586–587
14. Hall BE, Good JW (1962) Treatment of far advanced cancer with 5 fluorouracil used alone and in combination with irradiation: incidence and duration of remission and survival data in 223 patients. Cancer Chemother Rep 16:369–386
15. Hsu DS, Babaian RJ (1983) 5-Fluorouracil, adriamycin, mitomycin-C (FAM) in the treatment of hormonal resistant stage D adenocarcinoma of the prostate (abstract). Proc Am Soc Clin Oncol 133:C 5250
16. Humphrey EW, Hymes AC, Ausman RK et al (1961) An evaluation of actinomycin-D and mitomycin-C in patients with advanced cancer. Surgery 50:881–885

17. Ihde DC, Bunn PA, Cohen MH, Dunnick NR, Eddy JC, Minna JD (1980) Effective treatment of hormonally unresponsive metastatic carcinoma of the prostate with adriamycin and cyclophosphamide: methods of documenting tumor response and progression. Cancer 45:1300–1310

18. Ihde DC, Bunn PA, Cohen MH (1981) Combination chemotherapy as initial treatment for state D 2 prostatic cancer (abstract). Proc Am Assoc Cancer Res 163:648

19. Johansson JE, Anderson SOA, Beckman KW, Lingardh G, Zador G (1987) Clinical evaluation of flutamide and estramustine as initial treatment of metastatic carcinoma of prostate. Urology 29:55–59

20. Jones WG, Fossa SD, Bono AV, Croles JJ, Stoter G, de Pauw M, Sylvester R, members of the EORTC Genito-Urinary Tract Cooperative Group (1986) Mitomycin-C in the treatment of metastatic prostate cancer: report on an EORTC phase II study. World J Urol 4:182–185

21. Jonsson G, Hogberg B, Nilsson T (1977) Treatment of advanced prostatic carcinoma with estramustine phosphate (Estracyt). Scand J Urol Nephrol 11:231–238

22. Kasimis BS, Miller BJ, Kaneshiro CA, Forbes KA, Moran EM, Metter GE (1985) Cyclophosphamide versus 5-fluorouracil, doxorubicin, and mitomycin-C (FAM) in the treatment of hormone-resistant metastatic carcinoma of the prostate. A preliminary report of a randomized trial. J Clin Oncol 3:385–392

23. Kasimis BS, Moran EM, Miller JB (1983) Treatment of hormone-resistant metastatic cancer of the prostate with 5-FU, doxorubicin and mitomycin-C (FAM): a preliminary report. Cancer Treat Rep 67:937–939

24. Kontturi M, Sotarauta M, Tammela T, Lukkarinen O, Romppainen W (1988) Sequentially alternating hormone chemotherapy with high-dose medroxy-progesterone acetate and low-dose epirubicin for the treatment of hormone-resistant metastatic prostate cancer. Eur Urol 15:43–47

25. Kuss R, Khoury S, Richard F, Fourcade F, Franz P, Capelle JP (1980) Estramustine phosphate in the treatment of advanced prostatic cancer. Br J Urol 52:29–33

26. Leistenschneider W, Nagel R (1980) Estracyt therapy of advanced prostatic cancer with special reference to control of therapy with cytology and DNA cytophotometry. Eur Urol 6:111–115

27. Lloyd RE, Jones SE, Salmon SE, Durie BGM, McMahon CJ (1976) Combination chemotherapy with adriamycin (NSC-123127) and cyclophosphamide (NSC-26271) for solid tumors: a phase II trial. Cancer Treat Rep 60:77–83

28. Logothetis CJ, Samuels ML, von Eschenbach AC, Trindale A, Ogden S, Grant C, Johnson DE (1983) Doxorubicin, mitomycin-C and 5-fluorouracil (DMF) in the treatment of metastatic hormonal refractory adenocarcinoma of the prostate, with a note on the staging of metastatic prostate cancer. J Clin Oncol 1:368–378

29. Merrin C, Etra W, Wajsman Z, Baumgartner G, Murphy GP (1976) Chemotherapy of advanced carcinoma of the prostate with 5-fluorouracil, cyclophosphamide, and adriamycin. J Urol 115:86–88

30. Merrin C (1978) Treatment of advanced carcinoma of the prostate (stage D) with infusion of cis-diamminedichloroplatinum (II NSC 119875): a pilot study. J Urol 119:522–524

31. Merrin CE (1979) Treatment of genitourinary tumors with cisdichlorodiammine platinum (II): experience in 250 patients. Cancer Treat Rep 63:1579–1589

32. Mittlemen A, Shukla SK, Murphy GP (1976) Extended therapy of stage D carcinoma of the prostate with oral estramustine phosphate. J Urol 115:403–412

33. Moore GE, Bross IDJ, Ausman R et al (1968) Effects of 5 fluorouracil (NSC-19893) in 389 patients with cancer: Eastern Clinical Drug Evaluation Program. Cancer Chemother Rep 52:641–653

34. Moore MR, Troner MB, DeSimone P, Birch R, Irwin L (1986) Phase II evaluation of weekly cisplatin in metastatic hormone-resistant prostate cancer: a southeastern Cancer Study Group Trial. Cancer Treat Rep 70:451–542

35. Murphy GP, Natarajan N, Pontes JE, Schmitz RC, Smart CR, Schmidt JP, Mettlin C (1982) The national survey of prostate cancer in the United States by the American College of Surgeons. J Urol 127:928–934

36. Muss HB, Howard V, Richards F et al (1981) Cyclophosphamide versus cyclophosphamide, methotrexate, and 5-fluorouracil in advanced prostatic cancer. Cancer 47:1949–1953

37. Nilsson T (1980) Estracyt-clinical experiences. Scand J Urol Nephrol 55 (Suppl):135–138
38. Nissen NI, Pajak TF, Leone LA et al (1980) Clinical trial of neoplastic disease: a study by the Cancer and Leukemia Group B. Cancer 45:232–235
39. O'Bryan RM, Luce JK, Talley RW et al (1973) Phase II evaluation of adriamycin in human neoplasia. Cancer 32:1–8
40. Paulson DF, Berry WR, Cox EB, Walker A, Laszlo J (1979) Treatment of metastatic endocrine unresponsive carcinoma of the prostate gland with multiagent chemotherapy: indicators of response of therapy. J Natl Cancer Inst 63:615–622
41. Qazi R, Khandekar J (1983) Phase II study of cisplatin for metastatic prostatic carcinoma: an Eastern Cooperative Oncology Group study. Am J Clin Oncol (CCT) 6:203–205
42. Reiner WG, Scott WW, Eggleston JC, Walsh PC (1979) Long-term survival after hormonal therapy for stage D prostate cancer. J Urol 122:183–184
43. Ross RK, Paganini-Hill A, Henderson B (1983) The etiology of prostate cancer: what does epidemiology suggest? Prostate 4:333–344
44. Rossof AH, Talley RW, Stephens R et al (1979) Phase II evaluation of cis-dichlorodiammine platinum (II) in advanced malignancies of the genitourinary and gynecological organs: a Southwest Oncology Group study. Cancer Treatment Rep 63:1557–1565
45. Rübben H, Altwein JE (1987) Das fortgeschrittene Prostatakarzinom – Ein therapeutisches Dilemma? Urologe [A] 26:7–14
46. Scher H, Yagoda A, Watson R, Serber M, Whitmore W (1984) Phase II trial of adriamycin in bidimensionally measurable prostatic adenocarcinoma. J Urol 131:1099–1102
47. Schmidt JD (1983) Combination of chemotherapy and hormones in prostatic cancer. In: Pavone Macaluso M, Smith PH (eds) Cancer of the prostate and kidney. Plenum, New York, p 397
48. Servadio C, Mukamel E, Kahan E (1984) Carcinoma of the prostate in Israel: some epidemiological and therapeutic considerations. Prostate 5:375
49. Smalley RV, Bartolucci AA, Hemstreet G, Hester M (1981) A phase II evaluation of a 3-drug combination of cyclophosphamide, doxorubicin and 5-fluorouracil in patients with advanced bladder carcinoma or stage D prostatic carcinoma. J Urol 125:191–195
50. Soloway MS, Shippel RM, Ikard M (1979) Cyclophosphamide, doxorubicin-hydrochloride and 5-fluorouracil in advanced carcinoma of the prostate. J Urol 122:637–639
51. Soloway MS, DeKernion JB, Gibbons RP et al (1981) Comparison of estramustine phosphate and vincristine alone or in combination for patients with advanced hormone refractory, previously irradiated carcinoma of the prostate. J Urol 125:664–667
52. Soloway MS, Beckley S, Brady MF et al (1983) A comparison of estramustine phosphate versus cisplatin alone versus estramustine-phosphate plus cisplatin in patients with advanced hormone refractory prostate cancer who had extensive irradiation to the pelvis or lumbosacral area. J Urol 129:56–61
53. Stephens RL, Vaughn C, Lane M et al (1984) Adriamycin and cyclophosphamide versus hydroxyurea in advanced prostatic cancer. Cancer 53:406–410
54. Torti FM, Aston D, Lum BL et al (1983) Weekly doxorubicin in endocrine-refractory carcinoma of the prostate. J Clin Oncol 1:477–482
55. Torti FM, Shortliffe LD, Carter SK et al (1985) A randomized study of doxorubicin versus doxorubicin plus cisplatin in endocrine-unresponsive metastatic prostatic carcinoma. Cancer 56:2580–2586
56. Uzbicki RM, Amer RH, Al-Sarraf M (1979) Combination of adriamycin and cyclophosphamide in the treatment of metastatic prostatic carcinoma. Cancer Treat Rep 63:999–1001
57. Veronesi A, Zattoni F, Frustacci S et al (1982) Estramustine phosphate (Estracyt) treatment of T_3-T_4 prostatic carcinoma. Prostate 3:159–164
58. Walther PJ, Williams StD, Troner M, Greco AF, Birch R, Einhorn LH and the Southeastern Cancer Study Group (1986) Phase II study of etoposide for carcinoma of the prostate. Cancer Treat Rep 70:771–772
59. Yagoda A, Watson RC, Natale RB, Bartell W, Sogani P, Grabstald H, Whitmore WF (1979) A critical analysis of response criteria in patients with prostatic cancer treated with cis-diammine-dichloride platinum II. Cancer 44:1553–1562

Prospektive Studien von metastasierenden Prostatakarzinomen: 12 Jahre Erfahrung der urologischen Arbeitsgruppe der EORTC

F. H. Schröder und die urologische Arbeitsgruppe der EORTC

Einleitung

Die urologische Arbeitsgruppe der EORTC hat in der onkologisch-urologischen Forschung über alle Aspekte des Prostatakarzinoms 12 Jahre Erfahrung. Die Gruppe hat insgesamt 5 Phase-II-Studien beendet, ein sechstes Protokoll ist z. Z. in Arbeit. Drei große randomisierte Studien über nicht vorbehandelte metastasierende Prostatakarzinome wurden abgeschlossen, 4 weitere Protokolle werden zur Zeit bearbeitet. Mehr als 1400 Patienten sind hieran beteiligt.

Der Aufbau der EORTC-GU-Gruppe und ihre Forschungsarbeit hat sich während dieser 12 Jahre weiterentwickelt.

Neue Techniken der Qualitätskontrolle wurden aufgebaut und sind in verschiedenen Aspekten der klinischen Forschungsarbeit angewandt. Die Mitgliedschaft hängt ab von der Zahl der Patienten, die in die Studien eingebracht werden, aber auch von der Qualität der Zusammenarbeit.

Eine strengere Organisation der Protokolle und klare Definitionen der Mitgliedschaftsregeln haben zur Konsolidierung der Zahl der Mitglieder geführt. Auch die Zahl der Patienten, die in die Studie eingebracht werden, nimmt zu. Für alle urologischen Tumoren beträgt sie im Moment 800 bis 900 Patienten pro Jahr.

Die verschiedenen Ansprechkriterien, die in Phase-II- und -III-Studien der EORTC-GU-Gruppe berücksichtigt werden, haben wichtige Entwicklungsschritte durchgemacht. Diese Kriterien haben einen wichtigen Einfluß auf die Ergebnisse der Studien. Darum ist es auch von Bedeutung die Definitionen zu berücksichtigen, wenn die Ergebnisse der verschiedenen prospektiven Studien verglichen werden.

Bei den Ansprechraten der Phase-II-Studien werden die Kriterien der WHO angewandt. Zu diesen Studien wurden nur Patienten mit mindestens einer in 2 Dimensionen meßbaren Läsion zugelassen. Blastische Knochenmetastasen sind nicht meßbar und können deswegen nicht als Läsionsmarker angewandt werden. Ein wichtiger Unterschied zwischen den EORTC-Studien und den meistens aus den USA berichteten Studien ist der, daß die EORTC den stabilen Krankheitsverlauf oder „no change" nicht zu den Ansprechkriterien einrechnet. Bei nicht vorbehandeltem metastasierendem Prostatakarzinom enthält diese Gruppe 40 bis 50% aller Patienten. Dies erklärt die höheren Ansprechraten der aus den USA und Kanada berichteten Veröffentlichungen.

In den Phase-II- und Phase-III-Studien muß die Tatsache berücksichtigt werden, daß das primäre Prostatakarzinom anders auf die Behandlung reagiert als die Fernmetastasen. Bei nicht vorbehandelten Patienten ist die Ansprechrate des primären Tumors höher und in Chemotherapiestudien niedriger als die der Fernmetastasen. Über Beobachtungen der Phase-II-Studien ist kürzlich von Jones und Mitarbeitern 1986 ausführlich berichtet worden. Allgemein kann man sagen, daß die Ergebnisse bzgl. der Ansprechraten im Protokoll 30761 und 30762 entmutigend sind. Es hat dazu geführt, die Ansprechraten beim anschließenden Protokoll 30805, die nur die Progression und den Tod als Endpunkte haben, nicht zu bewerten.

In späteren Protokollen, die zwischen 1984 und 1986 aufgestellt wurden, werden subjektive und objektive Ansprechkriterien verwandt, weil deutlich wurde, daß auch die Verbesserung der Lebensqualität der hormonell behandelten Patienten ein Ziel dieser Studien sein wird.

Phase-II-Studien

Die Phase-II-Studien der EORTC-GU-Gruppe werden in Tabelle 1 gezeigt. Jones et al. veröffentlichten 1984 einen vollständigen Überblick der Phase-II-Studien.

Erste Ergebnisse des Protokolls 30763 wurden von Pavone Macaluso et al. 1980 berichtet. Die Endergebnisse dieser Studie wurden nie veröffentlicht, weil die Patientenzahl zu gering war und die mit Procarbazin behandelte Gruppe wegen zu hoher Toxizität eingestellt werden mußte. Außerdem hatte man den Eindruck, daß Adriamycin bei der Behandlung von Prostatakarzinomen nicht effektiv war. Das oben genannte Protokoll hatte das Ziel, die Ansprechrate und Ansprechdauer nach 2 Behandlungszyklen zu vergleichen. Nur die Patienten mit zweidimensional meßbaren Metastasen und die Patienten, bei denen die Krankheit nach hormoneller Behandlung fortschreitet, wurden in dieser Studie zugelassen. Dabei wurden insgesamt 46 Patienten aufgenommen, 22 Patienten wurden mit Adriamycin, 24 mit Procarbazin behandelt. 60 mg/m^2 Adriamycin wurden alle 21 Tage intravenös verabreicht bis zu einer maximalen Dosis von 550 mg/m^2. 200 mg/m^2 Procarbazin

Tabelle 1. Phase-II-Studien zu hormonunabhängigen M1 Prostatakarzinomen

Protokoll 30763	Procarbazin und Adriamycin, 1976–1979 Patientenzahl: 25 Koordinator: J. Mulder, Holland
Protokoll 30799	Vindesin, 1979–1981 Patientenzahl: 31 Koordinator: W. G. Jones, UK
Protokoll 30804	Mitomycin C, 1981–1984 Patientenzahl: 37 Koordinator: W. G. Jones, UK
Protokoll 30841	Epirubicin, 1984–1986 Patientenzahl: 37 Koordinator: W. G. Jones, UK
Protokoll 30852 (noch nicht abgeschlossen)	Methotrexat, 1986– Patientenzahl: 12 Koordinator: W. G. Jones, UK

wurde alle 24 Tage oral gegeben. 12 Patienten waren kurz nach Beginn der Therapie gestorben, 4 aus der Adriamycingruppe und 8 Patienten aus der mit Procarbacin behandelten Gruppe. Insbesondere bei der letztgenannten Gruppe hatten wir den Eindruck, daß einige Patienten durch die toxische Wirkung des Medikamentes verstorben waren. In der Adriamycingruppe wurde keine einzige komplette oder partielle Remission beobachtet. Hieraus wurde geschlossen, daß dieses Medikament in der Behandlung von hormonresistenten metastasierenden Prostatakarzinomen nicht verwendbar ist.

Im Protokoll 30799 – der Vindesin-Studie – wurden insgesamt 31 Patienten aufgenommen. 27 dieser Patienten wurden mit Vindesin 5 mg/m^2 pro Woche für über mindestens 4 Wochen behandelt. Bei einigen Patienten konnte eine erhöhte Dosis von 4 mg/m^2 Vindesin pro Woche verabreicht werden. Diese Patienten wurden in einer Verlaufskontrolle von minimal 6 Wochen beurteilt. Auch hier wurden nur Patienten mit zweidimensional meßbaren Läsionen in der Studie zugelassen. Der primäre Tumor wird, wenn er meßbar ist, als Ansprechparameter aufgenommen. Bei 5 Patienten oder 19 % wurde eine partielle Remission von kurzer Dauer beobachtet. 11 Patienten hatten einen stabilen Krankheitsverlauf, bei weiteren 11 Patienten wurde eine Progression der Krankheit in der Verlaufsperiode gesehen. Bei 31 Patienten wurde die toxische Wirkung des Medikamentes überprüft. In 58 % der Fälle war die Neurotoxizität offensichtlich. In 23 % (7 Patienten) war die Toxizität so schwerwiegend, daß die Behandlung beendet werden mußte. Die Neurotoxizität besteht sowohl aus motorischer als auch sensorischer Neuropathie. Hämatologische Nebenwirkungen wurden bei 32 % beobachtet, Alopecia bei 55 %, Übelkeit bei 13 % sowie Durchfälle bei 10 % der Patienten. Die Wirksamkeit des Vindesins wurde als grenzwertig bezeichnet. Die partielle Remission dauerte im Durchschnitt 4 Monate, die Nebenwirkungen waren jedoch unannehmbar hoch. Ein kompletter Überblick über diese Studie wurde von Jones et al. 1983 veröffentlicht.

Protokoll 30804

Eine Phase-II-Studie bei Patienten mit hormonresistenten Prostatakarzinomen wurde mit dem Protokoll 30804 ausgeführt. Als Parameter wurde ebenfalls ein meßbarer primärer Tumor angenommen. Die Patienten wurden mit Mitomycin-C 15 mg/m^2 alle 6 Wochen intravenös behandelt bis zu einer maximalen Dosis von 2 mg/ kg KG. Abhängig vom Körpergewicht führte dies zu einer Behandlungsperiode zwischen 6 und 12 Monaten. Die erste Beurteilung der Wirksamkeit erfolgte nach dem 2. Zyklus. Angewandt wurden die WHO-Kriterien. Die Größe der meßbaren Läsion wurde als Produkt der 2 größten senkrechten Durchmesser definiert. Eine komplette Remission besteht sowohl aus dem kompletten Verschwinden aller sichtbaren Fernmetastasen als auch aus dem Verschwinden des Primärtumors. Eine partielle Remission wurde als Abnahme aller meßbaren Läsionen von mindestens 50 % definiert. „no change" oder ein stabiler Krankheitsverlauf wurde diagnostiziert, wenn einerseits die Abnahme weniger als 50 % war, oder andererseits die Zunahme nicht mehr als 25 % betrug. Alle Fälle die darüber lagen, wurden als Progression der Krankheit bewertet. Blastische Knochenmetastasen, biomedizinische und subjektive Parameter wurden in diesem Protokoll nicht eingeschlossen.

Tabelle 2. Ansprechrate meßbarer Metastasen (Protokoll 30804, Mitomycin C, Phase II).
(Aus Jones 1986b)

Antwort (WHO)	Patienten	
	(n)	(%)
Vollständig	0	0
Partiell	9	29
Keine Änderung	14	45
Progression	6	19
Frühtod	2	7
Gesamt	31	100

Die Ansprechrate dieser wichtigen Studie wird in Tabelle 2 gezeigt. In 25% aller beurteilbaren Fälle konnten partielle Remissionen festgestellt werden. In 45% wurde eine Progression innerhalb der Beobachtungsperiode gesehen. Progression wurde lediglich in 19% der Patienten diagnostiziert. Die meisten meßbaren Läsionen waren Lymphknotenmetastasen. Lungenmetastasen, Lebermetastasen und Hautmetastasen wurden bei 4 bzw. 7, bzw. 3 Patienten gesehen. Eine günstige Wirkung auf den Schmerz sowie den Leistungsstand konnte ebenfalls bei den meisten Patienten beobachtet werden. Die Nebenwirkungen dieser palliativen Behandlungsform scheinen durchaus tragbar zu sein. Neben der wohl bekannten hämatologischen Toxizität von Mitomycin-C wurden Übelkeit und Erbrechen bei 13 der 31 Patienten gesehen. Am Ende der Studie wurde beschlossen, daß der primäre Tumor nicht als Ansprechparameter in dieses Protokoll genommen werden sollte und auch nicht in Zukunft bei Chemotherapiestudien. Diese Entscheidung wurde aufgrund der großen Unterschiede der Ansprechrate zwischen Primärtumor und Fernmetastasen getroffen. Das schlechtere Ansprechen der primären Tumoren wurde in den Protokollen 30804 und 30841 gesehen (Jones et al. 1986). Die partiellen Remissionen dauerten im Durchschnitt 24 Wochen.

Die Schlußfolgerung aus dieser Studie ergab, daß Mitomycin-C in der Behandlung von hormonresistenten Prostatakarzinomen wirksam ist, so daß die Nebenwirkungen dieses Medikamentes bei dieser Gruppe von Patienten durchaus tragbar sind. Die partielle Remission dauerte bei dieser Behandlungsform erheblich länger als bei anderen medikamentösen Therapieformen.

Protokoll 30841

Protokoll 30841 war eine Phase-II-Studie von niedrig dosiertem wöchentlich verabreichtem Epirubicin bei Patienten mit metastasiertem Prostatakarzinom. Diese Studie wurde kürzlich von Jones et al. 1987 veröffentlicht. 12 mg/m^2 Epirubicin wurden wöchentlich injiziert. Patienten mit Progression sowie Patienten, die den EORTC-Anforderungen entsprachen, – meßbare Markerläsionen einbegriffen – werden nach Beendigung der hormonellen Therapie in diese Studie eingeschlossen.

35 Patienten wurden zugelassen, wovon 33 ausreichend beurteilbar waren. 7 Patienten waren nicht hormonell vorbehandelt. Bei diesen Patienten lag aber eine Progression mit einem Malignitätsgrad 3 vor.

Die nichthämatologischen Nebenwirkungen, die bei dieser Therapie festgestellt wurden, waren:

– Übelkeit	7 Patienten	20%
– Übelkeit und Erbrechen	7 Patienten	20%
– Durchfälle	3 Patienten	9%
– Alopecia	2 Patienten	6%
– Lethargie	2 Patienten	6%
– Phlebitis	1 Patient	3%
– orale Mucositis	1 Patient	3%
– Fieber und Lethargie	1 Patient	3%

Eine hämatologische Toxizität trat kaum auf. Keiner der Patienten brach die Studie wegen toxischer Nebenwirkungen ab.

Bei 4 Patienten oder 12% wurde eine Remission der Krankheit festgestellt, bei einem trat eine komplette, bei drei eine partielle Remission auf. 14 dieser Patienten (42%) hatten einen stabilen Krankheitsverlauf. Bei den Patienten, die auf die Behandlung ansprachen, wurden gute subjektive Symptomverbesserungen beobachtet. Eine neue Studie mit höherer Epirubicin-Dosis wurde nach Bekanntwerden dieser Ergebnisse vorgeschlagen.

Im Protokoll 30852 wird die Wirksamkeit von Methotrexat bei einem ähnlichen Patientengut studiert. Die Ergebnisse liegen z. Z. noch nicht vor.

Phase-III-Studien

In Tabelle 3 werden Phase-III-Studien von nicht vorbehandelten metastasierenden Prostatakarzinomen vorgestellt, die zur Zeit beendet sind. Die Ergebnisse dieser Studien wurden von Robinson und Hetherington im Jahre 1986 zusammengefaßt.

Protokoll 30761 und 30762 sind miteinander vergleichbar, was die Auswahl der Patienten und die Beurteilungsmethode betrifft. Sie können deshalb zusammen besprochen werden. Die Endergebnisse beider Studien wurden von Pavone Macaluso et al. 1986 und von Smith et al. 1986 veröffentlicht. Ein kompletter Überblick über die kardiovaskuläre Toxizität in beiden Studien wurde von De Voogd et al. 1986 angegeben. In beiden Studien wurden Patienten mit nicht vorbehandeltem Prostatakarzinom Stadium T3 bis T4 M0 oder M1 zugelassen.

Protokoll 30761 vergleicht Diethylstilbestrol (DES) 3 mg/Tag 3×1 Tablette täglich mit 250 mg Cyproterone Acetate (CPA) und Medroxyprogesterone Acetate (MPA) 3 × 500 mg/Woche als intramuskuläre Injektion über 8 Wochen mit einer anschließenden Medikation von 200 mg/Tag peroral. Die Behandlungsergebnisse wurden für die verschiedenen Gruppen getrennt, in bezug auf M0, M1-Kategorien und andere prognostische Faktoren. Diese Studie wurde hauptsächlich in südeuro-

Tabelle 3. Phase-III-Studien von nicht vorbehandelten Prostatakarzinomen

Protokoll 30761	CPA vs MPA vs DES Kategorien T3-4M0 und M1 1976–1981 Patientenzahl: 295 Koordinator: M. Pavone Macaluso, Italy
Protokoll 30762	Estracyt vs DES Kategorien T3-4M0 und M1 1976–1981 Patientenzahl: 248 Koordinator: P. H. Smith, UK
Protokoll 30805	Kastration vs Kastration und CPA 150 mg vs DES 1 mg Kategorie M1 1981–1986 Patientenzahl: 350 Koordinator: M. R. G. Robinson, UK

CPA: cyproterone Acetate; *MPA:* medroxyprogesterone Acetate; *DES:* Diethylstilbestrol.

päischen Ländern durchgeführt. Protokoll 30762 vergleicht DES 3 × 1 mg/täglich mit Estramustin (Estracyt) 2 × 280 mg/Tag über 8 Wochen sowie anschließend 2 × 140 mg/Tag per oral. Die Ansprechkriterien der oben genannten Studien sind miteinander identisch, wobei die qualitativen Veränderungen von blastischen Knochenmetastasen im Knochenszintigramm mit einbezogen werden. Ein unabhängiger Ausschuß, der die Knochenszintigramme beurteilt, hat jedoch klar gemacht, daß quantitative Veränderungen von blastischen Läsionen sehr schwierig zu deuten sind. Sie werden beeinflußt von mehreren Faktoren, wie z. B. Progression, Regeneration, Qualität der Knochenszintigramme usw. Infolgedessen hat sich die Gruppe entschlossen, in Protokoll 30805 statt Ansprechrate Progression und Tod als Endpunkte anzuwenden. Die Ansprechkriterien werden in diesbezüglichen Veröffentlichungen besprochen.

Von 236 Patienten, die im Protokoll 30761 zugelassen wurden, sind 210 am Ende der Studie auswertbar. Die Patienten sind in 3 Behandlungsgruppen gleichermaßen verteilt.

Kurz zusammengefaßt kommt man zu folgenden Ergebnissen: Kardiovaskuläre Nebenwirkungen sind in der mit DES behandelten Patientengruppe ausgeprägt, am geringsten in der Gruppe der mit CPA behandelten Patienten. Nebenwirkungen bestehen hauptsächlich aus der Zunahme der kardiovaskulären Komplikationen sowie einer Zunahme von Unterschenkelödemen. Außerdem wurden signifikante Unterschiede in der Ansprechrate zwischen primären Tumoren und Fernmetastasen festgestellt, wobei der Primärtumor besser auf die Behandlung anspricht als die Metastasen. Das gleiche wird in Protokoll 30762 beobachtet. Die Progressionsraten sind für DES und CPA identisch. In der mit MPA behandelten Gruppe wird jedoch eine signifikant höhere Progressionsrate (p = 0,002) gefunden. Dieser Unterschied wird sowohl bei Patienten mit M0 als auch bei Patienten mit M1 gesehen, ist aber ausgeprägter in der M1 Kategorie. Ein entsprechend signifikanter Unterschied in der

Überlebensrate (p = 0,008) zwischen DES und CPA Gruppe einerseits und der MPA Gruppe andererseits, wurde ausschließlich bei den M1-Patienten gesehen.

Es ist möglich, daß dieser Unterschied die Folge der niedrigen MPA-Dosis ist. Der Plasmatestosteronspiegel wurde bei den meisten der Patienten bestimmt. Die Ergebnisse wurden nicht veröffentlicht. Die von uns gewählte MPA-Dosis führt nicht zu einer Abnahme des Testosteronspiegels bis zum Kastrationsniveau. Diese Beobachtung zeigt, daß im Gegensatz zu den Ergebnissen der VACURG-Studien 1967 eine signifikante Wirkung auf Progression und Überlebensrate von einer optimalen hormonellen Therapie erwartet werden kann. Es ist unwahrscheinlich, daß MPA bei dieser Dosierung auf das Prostatakarzinom eine stimulierende Wirkung hat.

Protokoll 30762

248 Patienten wurden in das Protokoll 30762 aufgenommen, wobei 227 gut beurteilbar waren. 150 Patienten wurden mit Estracyt und 112 mit DES behandelt. Es wurden keine signifikanten Unterschiede in bezug auf Progressionsrate und Todesrate in beiden Gruppen gesehen. Ein signifikanter Unterschied in der kardiovaskulären Toxizität wird jedoch in anderen Studien im Einsatz von DES gefunden. Dies ist besonders eindrucksvoll bei Patienten, die vorher kardiovaskuläre Symptome vor Anfang der Studie gezeigt haben. In der mit Estracyt behandelten Gruppe wurden bei 25 Patienten gastrointestinale Nebenwirkungen gesehen. Bei 6 Patienten mußte diese Behandlung eingestellt werden. Es ist möglich, daß die relativ niedrige Estracystdosis, die in diesem Protokoll verwandt wird, ein Grund dafür ist, daß keine signifikant bessere Überlebens- bzw. Progressionsrate darstellbar war. Benson et al. 1983 berichtete in einer ähnlichen Studie über signifikante Unterschiede in der Progressionsrate. Dies konnte von anderen Autoren leider nicht bestätigt werden. Die Ansprechraten des primären Tumors und der Fernmetastasen werden in Tabelle 4 gezeigt.

In dieser Tabelle kann man erkennen, daß der primäre Tumor besser auf die Behandlung anspricht als die Fernmetastasen. Bei den angewandten Kriterien beträgt die Ansprechrate der letztgenannten lediglich 20–30%. Dies steht im

Tabelle 4. Ansprechrate primärer Tumoren und Metastasen

Protokoll	Behandlung	Primärtumor		Metastasen	
		(n)	(%)	(n)	(%)
30761	CPA	60	40	38	13
	MPA	58	26	35	93
	DES	57	54	28	18
30762	DES	99	52	57	31
	Estracyt	100	36	45	24

Gegensatz zu ähnlichen Studien in den USA. Der Unterschied liegt in den verschiedenen Kriterien, die in dieser Studie verwandt wurden.

Protokoll 30805

In Protokoll 30805, das in Tabelle 3 gezeigt wird, wurde die chirurgische Kastration als Standardtherapie verglichen mit 1 mg DES/Tag. Diese niedrige Dosis wurde verwandt aufgrund der von Byer veröffentlichten Studie, die gezeigt hatte, daß 1 mg DES/Tag ebenso wirksam ist wie 5 mg/Tag. Dieser Befund war sehr überraschend, weil inzwischen bekannt geworden war, daß 1 mg DES/Tag das Plasmatestosteron nicht bis zum Kastratniveau unterdrückt. Außerdem wollten wir feststellen, ob die Nebenwirkungen von 1 mg/Tag DES tatsächlich niedriger sind als eine höhere Dosis DES, die in früheren Protokollen verwandt wurde. Eine dritte Gruppe von Patienten wurde mit Orchiektomie und 150 mg CPA/Tag behandelt. Dieses Schema wurde verwandt, um die Wirkung der Blockade der adrenalen Androgene auf die Prognose der Patienten mit metastasierendem Prostatakarzinom festzustellen.

Mittlerweile steht der Begriff der totalen androgenen Blockade, der im Jahre 1980 mittels dieser Studien eingeführt wurde, im Mittelpunkt der Diskussion. Der Autor hat keinen Zweifel über die Wirkung von CPA als Antiandrogen im Gegensatz zu Poyet u. Labrie (1985). Weitere Erklärungen können im Rahmen dieser Veröffentlichung nicht gegeben werden.

In dieser Studie wurden nur Patienten mit metastasierendem Prostatakarzinom zugelassen.

Tabelle 5. Laufende Studien zu metastasierenden Prostatakarzinomen

Protokoll 30843	Kastration vs Buserelin vs Buserelin und CPA 150 mg Kategorie M1 1984– Patientenzahl: 271 Koordinator: H. J. de Voogd, Holland
Protokoll 30846	Goserelin Depot + CPA 150 mg (4 Wochen) vs verzögerter Hormonbehandlung Dieselbe endokrine Behandlung nach Progression in der verzögerten Behandlungsphase. Kategorien pN1–3M0 1986– Koordinator: F. H. Schröder, Holland
Protokoll 30853[a]	Goserelin Depot und Flutamid vs Kastration 1986–1987 Patientenzahl: 308 Koordinator: L. Denis, Belgium
Protokoll 30865	Estracyt vs Mitomycin C 1986– Patientenzahl: 129 Koordinator: D. W. W. Newling, UK

[a] Keine Neuaufnahmen.

Die Progression der Krankheit, die gemäß strenger Kriterien festgelegt wurde, diente als Endpunkt. Die Studie wurde 1985 abgeschlossen. Die Endergebnisse sind jedoch noch nicht veröffentlicht. Eine zwischenzeitige Analyse der 3 behandelten Gruppen wurde von Robinson u. Hetherington 1986 veröffentlicht. Sie zeigte keinen Unterschied in den Progressions- und Überlebensraten. Die Nebenwirkungen von 1 mg DES/Tag sind minimal. Die wichtigste Schlußfolgerung dieser Studie ist die, daß die totale Androgenblockade keinen signifikanten Einfluß auf die Progressions- und Überlebensrate bei metastasierenden Prostatakarzinomen im Vergleich zu der Standardtherapie hat.

Die Tatsache, daß 1 mg DES/Tag in dieser Dosierung nicht zur medikamentösen Kastration führt, sich außerdem kein signifikanter Unterschied in bezug auf die Progressions- und Überlebensrate zeigt, läßt große Zweifel für das Konzept der totalen Androgenblockade aufkommen.

Neben Phase-II-Studien, die die Wirkung von Methotrexat auf Patienten mit hormonresistenten Prostatakarzinomen studieren, laufen im Moment 4 Phase-III-Protokolle.

Die Qualifikationskriterien und Behandlungsschemata sind in Tabelle 5 zusammengefaßt.*

Diese Projekte haben gezeigt, daß die EORTC-GU-Gruppe selbstsicherer geworden ist und auch imstande ist, 4 große Protokolle gleichzeitig zu führen. Diese Studien können einen signifikanten Beitrag zu einem besseren Verständnis dieser Krankheit leisten.

Literatur

Benson RC, Gill GM, Cummings KB (1983) Randomised double blind crossover trial of Diethyl Stilboestrol (DES) and Estramustine Phosphate (EMCYT). The Stage D Prostatic Cancer. Semin Oncol 10 (Suppl 3): 43–45
Byar DP (1980) A review of the Veterans' Administration Studies of Cancer of the Prostate: the new results concerning treatment of Stage I and II tumours. In: Pavone Macaluso M, Smith PH, Edsmyr S (eds) Bladder tumours and other topics in urological oncology. Plenum, New York London, pp 471–492
De Voogd HJ, Smith PH, Pavone Macaluso M, de Pauw M, Suciu S, and Members of the European Organization for Research on Treatment of Cancer Urological Group (1986) Cardiovascular side effects of diethylstilbestrol, cyproterone acetate, medroxyprogesterone acetate and estramustine phosphate used for the treatment of advanced prostatic cancer: results from European Organization for Research on Treatment of Cancer trials 30761 and 30762. J Urol 135:303–307

---

* Während der Drucklegung gab der Koordinator des inzwischen abgeschlossenen Protokolls 30853 (siehe Tabelle 5) einen ersten vorläufigen Bericht über die Resultate, während des Second International Symposium on „Hormonal Manipulation of Cancer: Peptides, Growth Factors and New (antisteroidal) Agents", das vom 9. bis 11. April 1990 in Rotterdam, Holland, gehalten wurde. Prof. L. Denis, Antwerpen, berichtete über eine signifikante Zunahme der Zeit bis zu subjektiver oder objektiver Progression (p = 0,002, p = 0,003) zum Vorteil der Kombinationsbehandlung mit Buserelin und Flutamid 250 mg dreimal täglich im Vergleich zu beidseitiger Orchidektomie. Die mediane Überlebenszeit ist bisher nicht erreicht, keine Unterschiede in den Überlebensraten wurden bisher gefunden.

Jones WG, Fossa SD, Denis L, Coninx P, Glashan RW, Akdas A, de Pauw M (1983) An EORTC phase II study of vindesine in advanced prostate cancer. Eur J Cancer 19:583–588

Jones WG and members of the EORTC Genitourinary Cancer Cooperative Group (1984) EORTC Phase II Chemotherapy studies in prostate cancer. In: Denis L, Murphy GP, Prout GR, Schröder FH (eds) Controlled clinical trials in urologic oncology. Raven, New York, pp 181–185

Jones WG, Bono AV, Verbaeys A, de Pauw M, Sylvester R, and members of the EORTC Genitourinary Tract Cancer Cooperative Group (1986a) Can the primary tumour be used as the sole parameter for response in phase II chemotherapy studies in metastatic prostate cancer? An EORTC Genitourinary Group report. World J Urol 4:176–181

Jones WG, Fossa SD, Bono AV, Croles JJ, Stoter G, de Pauw M, Slyvester R, and members of the EORTC Genitourinary Tract Cancer Cooperative Group (1986b) Mitomycin-C in the treatment of metastatic prostate cancer: report on an EORTC phase II study. World J Urol 4:182–185

Jones WG, Fossa SD, Bono AV, Klijn JMG, de Pauw M, Sylvester R (1987) European Organization for Research and Treatment of Cancer (EORTC) phase II study of low-dose weekly epirubicin in metastatic prostate cancer. Cancer Treat Rep 71:1317–1318

Pavone Macaluso M, Lund F, Mulder JH, Smith PH, de Pauw M, Sylvester R, and the EORTC Urological Group (1980) EORTC protocols in prostatic cancer. Scand J Urol Nephrol (Suppl) 55:163–168

Pavone Macaluso M, de Pauw M, Suciu S, Sylvester R, de Voogd HJ, Lardennois B, Nasta A, Zolfanelli R, Barasoldo E, and the EORTC Urological Group (1982) Medroxyprogesterone acetate, diethylstilboestrol and cyproterone acetate in the treatment of the prostatic cancer. Interim report of a prospective study of the European Organization for Research on the Treatment of Cancer (EORTC) Genito-urinary Tract Cooperative Group. Excerpta Medica International Series, pp 436–444

Pavone Macaluso M and the EORTC Urological Group (1983) Medroxyprogesterone acetate in the treatment of prostatic cancer: preliminary results of EORTC trial 30761 comparing MPA with Stilbestrol and with Cyproterone Acetate. In: Campio L, Robustelli Della Cua G, Taylor RW (eds) Role of medroxyprogesterone in endocrine related tumors. Raven, New York, pp 183–190

Pavone Macaluso M, de Voogd HJ, Viggiano G, Barasolo E, Lardennois B, de Pauw M, Sylvester R (1986) Diethylstilbestrol, cyproterone acetate and medroxyprogesterone acetate in the treatment of advanced prostatic cancer: final analysis of a randomised phase III trial of the European Organization for Research on Treatment of Cancer Urological Group. J Urol 136:624–631

Poyet P, Labrie F (1985) Comparison of the antiandrogenic/androgenic activities of flutamide, cyproterone acetate and megestrol acetate. Mol Cell Endocrinol 42:283–288

Robinson MRG, Hetherington J (1986) The EORTC studies: is there an optimal endocrine management for M1 prostatic cancer? World J Urol 4:171–175

Schröder FH, and the EORTC Urological Group (1984) Treatment of prostatic cancer: EORTC experience – preliminary results of prostatic carcinoma trials. Prostate 5:193–198

Smith PH (1980) Medical management of prostatic cancer. Some current questions. Eur Urol 6:65–68

Smith PH, Suciu S, Robinson MRG, Richards B, Bastable JRG, Glashan RW, Bouffioux C, Lardennois B, Williams RE, de Pauw M, Sylvester R (1986) A comparison of the effect of diethylstilbestrol with low dose estramustine phosphate in the treatment of advanced prostatic cancer: final analysis of a phase III trial of the European Organization for Research on Treatment of Cancer. J Urol 136:619–623

Radikale Prostatektomie beim Prostatakarzinom im Stadium D1 (T0-3, N1-2, M0)

R. C. Benson und H. Zincke

Einleitung

Das Adenokarzinom der Prostata ist gegenwärtig mit annähernd 100000 Neuerkrankungen pro Jahr und 30000 Todesfällen der am weitesten verbreitete Krebs unter amerikanischen Männern. Durch eine Änderung des Konzeptes der chirurgischen Behandlung bei dieser Erkrankung sind bis zu 30% der am Prostatakarzinom erkrankten Patienten potentielle Kanditaten für eine definitive Operation, wie z. B. die radikale Prostatektomie.

In der Behandlung fortgeschrittener Stadien des Prostatakarzinoms (Stadium pT3, N+) ist die lokale Morbidität von besonderer Bedeutung. Hierzu gehören eine manifeste Hämaturie, eine Harnobstruktion, eine sekundäre Inkontinenz und Schmerzen, da solche Probleme negative Auswirkungen auf die Lebensqualität besitzen. Die Behandlungsmethode zur lokalen Tumorkontrolle muß deshalb auch dahingehend geprüft werden, ob diese die Lebensqualität nachteilig beeinflußt oder nicht. Auch andere Probleme, wie die Beziehung zwischen lokalem Tumorrezidiv, systemischer Progression und Überlebensrate [1, 2] und die Dauer adjuvanter Behandlungsmaßnahmen (hormonell, radiotherapeutisch oder beides) müssen in Betracht gezogen werden. Es ist daher notwendig, die chirurgische Therapie bei Erkrankung höheren Tumorstadiums kritisch zu bewerten und die Rolle und die Art adjuvanter Behandlungen zu definieren, die bei solchen Patienten angewendet werden sollten.

Die folgenden Daten zeigen unsere Erfahrungen in der Behandlung des Stadium-D1 Prostatakarzinoms. Unser momentaner Eindruck ist, daß bisher nur für 3 Variablen gezeigt wurde, daß diese für den Verlauf der Erkrankung wichtig sind: Entfernung des Primärtumores durch die radikale Prostatektomie; adjuvante Hormonbehandlung in Form einer bilateralen Orchiektomie und das DNA-Ploidiemuster. Der endgültige Beweis, inwieweit diese Variablen zusammen oder unabhängig eine echte signifikante Bedeutung auf Progression und Überleben haben, ist jedoch nur aufgrund von Ergebnissen sorgfältig geplanter prospektiver, randomisierter Studien zu erwarten.

Resultate und Diskussion

Die initiale Studie der Mayo Clinic [5] an 39 Patienten, die durch eine radikale Prostatektomie mit oder ohne adjuvante Hormontherapie behandelt wurden, zeigte günstige Überlebensraten bei Patienten mit einer limitierten Anzahl von befallenen Lymphknoten. Die projektierten 5- und 10-Jahres-Überlebensraten waren ähnlich der erwarteten Überlebensrate einer altersgleichen Kontrollgruppe. Als die Daten aller Patienten, die eine Verlaufskontrolle von 10 Jahren oder länger nach der Operation haben, reanalysiert wurden, waren die tatsächlichen 5- oder 10-Jahres-Überlebensraten identisch mit den projektierten Überlebensraten in der Analyse 10 Jahre zuvor.

In den frühen 80er Jahren wurde durch eine Studie über die Auswirkung von differenten pathologischen Variablen und adjuvanten Behandlungsprogrammen bekannt, daß nur die Kombination bestehend aus der radikalen Prostatektomie und der sofortigen bilateralen Orchiektomie signifikant geringere Progressionsraten im Vergleich zu anderen Behandlungsformen zeigte (chirurgisch oder konservativ) [6]. Eine bilaterale Orchiektomie wurde seit dieser Zeit in der Art einer prospektiven Studie an nahezu allen Patienten mit einem Prostatakarzinom des Stadiums D1 durchgeführt, wohingegen vor dieser Erkenntnis nur jeder vierte Patient diese adjuvante Behandlungsform erhalten hatte. Durch diese Kombinationstherapie aus radikaler Prostatektomie und bilateraler Orchiektomie konnten im Vergleich zu anderen Studien, die andere Therapieformen untersuchten, bessere Überlebensraten erzielt werden [7].

Unlängst analysierten wir die Ergebnisse von 231 behandelten Patienten des Stadiums D1, die nach der radikalen Prostatektomie eine adjuvante Therapie erhielten oder unbehandelt blieben. Der Verlauf dieser Patienten wurde nach durchschnittlich 4,6 Jahren (1–19,6 Jahren) nachuntersucht, wobei 184, 105, 31 und 11 Patienten zumindest 2, 5, 10 bzw. 15 Jahre zuvor operiert worden waren. Von diesen Patienten waren entsprechend 84, 18 und 5 nach 5, 10 und 15 Jahren noch am Leben. In unserer Untersuchung bedeutete ein regionaler Lymphknotenbefall gewöhnlich ein ungünstiges Tumormuster, da bei etwa der Hälfte der Patienten ein undifferenziertes Karzinom mit größer als 10 cm^3 und Samenblasenbefall vorlag und/oder mehrere befallene Lymphknoten (durchschnittlich 2,3; von 1 bis 10) nachweisbar waren. Von Interesse ist, daß 39% der Fälle klinisch eine Stadium C-Erkrankung hatten und als Resultat ein Residualkarzinom (d. h. pathologisch identifiziertes Karzinom, das zur Zeit der Operation zurückblieb) in 29% bestätigt wurde. Zusätzlich hatten 18% der Patienten einen abnorm angestiegenen Serumwert für die saure Phosphatase oder der L-Tartrat inhibierten Fraktion der sauren Phosphatase (oder beides) zur Zeit der Operation.

Die Entscheidung, eine adjuvante Behandlung durchzuführen, scheint in Abhängigkeit von der Anzahl positiver Lympknoten erfolgt zu sein. Durchschnittlich lagen 1,87 positive Lympknoten bei Patienten ohne adjuvante Behandlung vor, 2,4 bei Patienten mit Orchiektomie und 2,65 bei Diäthylstilböstrol (DES-)Therapie. Die Gesamtüberlebensraten nach 5, 10 und 15 Jahren entsprechen mit 84%, 62% und 39% der erwarteten Überlebensrate einer altersgleichen Kontrollgruppe (Abb. 1). Die Gesamtüberlebensraten bei einer systemischen Progression lagen nach 5 und 10 Jahren bei 71% bzw. 45%, 66 und 11 Patienten befinden sich noch unter Beobachtung (Abb. 2). Insgesamt hatten 25 Patienten (10,8%) lokale Rezidive, von denen 2/3 in den ersten 2 Jahren beobachtet wurden; nach 6 Jahren wurden keine Lokalrezidive mehr beobachtet. Die Überlebensraten in Abhängigkeit von der Zeitdauer ohne Lokalrezidiv betrugen 83% bzw. 80% nach 5 und 10 Jahren. Zu

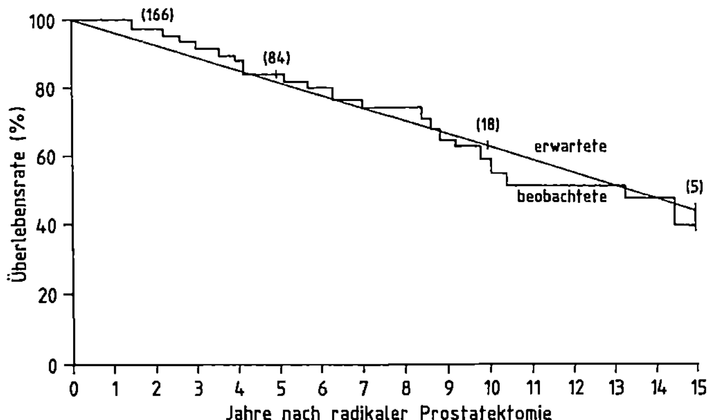

Abb. 1. Kaplan-Meier-Kurve der Gesamtüberlebensrate der 231 Patienten mit einem Stadium D1-Prostatakarzinom, die mittels einer bilateralen pelvinen Lymphadenektomie und einer radikalen retropubischen Prostatektomie mit oder ohne Adjuvansbehandlung therapiert wurden, im Vergleich zur erwarteten Überlebensrate der gleichaltrigen Normalbevölkerung. Die Zahlen in Klammern repräsentieren die Patienten, die zu der entsprechenden Zeit noch unter Beobachtung standen

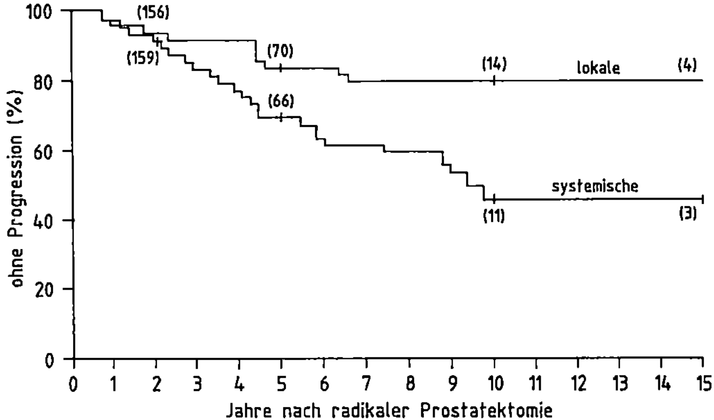

Abb. 2. Kaplan-Meier-Kurven progressionsfreier Patienten (lokal verglichen mit systemisch) von 231 Patienten mit einem Stadium D1-Prostatakarzinom, die mittels bilateraler pelviner Lymphadenektomie und radikaler retropubischer Prostatektomie behandelt wurden. Die Zahlen in Klammern repräsentieren die Patienten, die zur entsprechenden Zeit unter Beobachtung standen

diesen Zeitintervallen befinden sich 70 bzw. 14 Patienten weiterhin unter Beobachtung (Abb. 2). Durch die sofortige adjuvante Orchiektomie (131 Patienten) konnte die Progressionsrate auf 79% bzw.75% nach 5 und 10 Jahren, verglichen mit 47% nach 5 Jahren bei 61 Patienten, die nicht sofort adjuvant behandelt wurden, gesenkt werden (Abb. 3).

Die 5-Jahres-Ergebnisse für DES und Strahlentherapie der Prostata lagen bei 50% und 21%. Da die mittlere Dauer bis zu einem Therapieversagen für DES, Radiotherapie und keine frühe adjuvante Behandlung mit 5 Jahren oder weniger

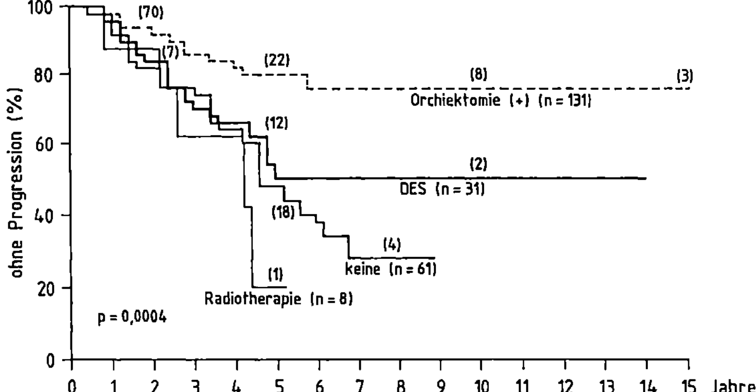

Abb. 3. Kaplan-Meier-Kurve progressionsfreier Patienten in Abhängigkeit von sofortiger Orchiektomie (n = 131), Diäthylstilböstrolbehandlung (DES; n = 31), Radiotherapie (n = 8) oder keiner sofortigen adjuvanten Therapie (n = 61) bei 231 Patienten mit einem Stadium D1-Prostatakarzinom, die mittels bilateraler pelviner Lymphadenektomie und radikaler retropubischer Prostatektomie behandelt wurden. Die Zahlen in Klammern repräsentieren die Patienten, die zu der entsprechenden Zeit unter Beobachtung standen

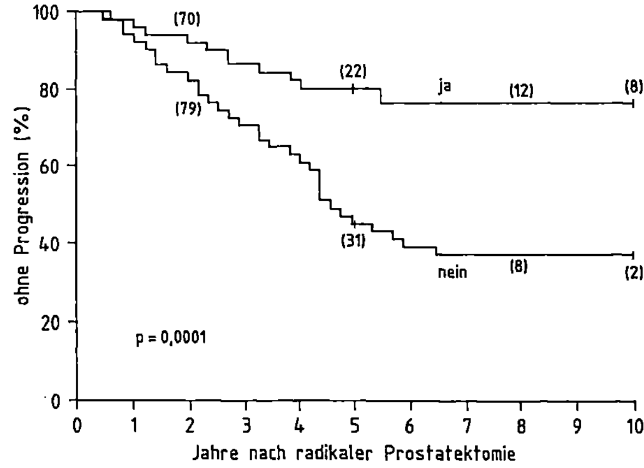

Abb. 4. Kaplan-Meier-Kurve progressionsfreier Patienten zum Vergleich von Patienten mit (*ja;* n = 131) und ohne (*nein;* n = 100) sofortige Orchiektomie. Die 231 Patienten mit einem Stadium D1-Prostatakarzinom waren mittels bilateraler pelviner Lymphadenektomie und radikaler retropubischer Prostatektomie behandelt worden. Zahlen in Klammern: Patienten, die zu der entsprechenden Zeit unter Beobachtung standen

ähnlich waren, wurden diese drei Behandlungsformen mit der sofortigen Orchiektomie verglichen. Nur 11% der Patienten mit früher Orchiektomie zeigten eine Progression während einer mittleren Verlaufsdauer über 4,5 Jahre, während 51% der Patienten ohne sofortige Orchiektomie in diesem Zeitraum eine Progression aufwiesen (p = 0,0001; Abb. 4).

Ähnlich unserer vorausgehenden Analyse bestand keine Korrelation zwischen dem Tumorgrad, einem Samenblasenbefall oder der Tumormasse und der Progressions- bzw. Überlebensrate [6]. Auch die Höhe der sauren Phosphatase im Serum korrelierte nicht mit der Progressions-und Überlebensrate.

Die Tatsache, daß die radikale Prostatektomie in Kombination mit der sofortigen bilateralen Orchiektomie die Rate progressionsfreier Patienten und die krankheits-spezifischen Überlebensraten günstig beeinflußt, läßt vermuten, daß eine Erkrankung des Stadiums D1, die in dieser Weise behandelt wird, ein unterschiedliches biologisches Krankheitspotential haben dürfte als das bei Patienten, bei denen der Primärtumor mit seiner heterogenen Zellpopulation belassen bleibt, der Fall ist [5, 8]; z. B. gibt es Hinweise in der Literatur darüber, daß nach einem Versagen der Radiotherapie [7], die mittlere Überlebensdauer nach dem ersten Nachweis einer metastatischen Erkrankung bei nur 2 Jahren liegt. Ähnlich waren unsere Erfahrungen [5] bei einer Gruppe von 29 Patienten mit einem Stadium D1-Tumor, die nur bilateral pelvin lymphadenektomiert wurden, ohne radikale Prostatektomie. Diese Patienten wurden entweder sofort orchiektomiert (17 Patienten) oder die Orchiektomie erfolgte verzögert (12 Patienten nach Progression). Die mittlere Überlebensrate nach der ersten Progression betrug in beiden Gruppen weniger als 3 Jahre. Andererseits fanden wir, daß die mittlere Überlebensdauer bei 43 Patienten, die eine Orchiektomie zur Zeit der Progression nach vorhergehender radikaler Prostatektomie hatten, bei 5,6 Jahren lag. Vergleicht man diese 2 Gruppen, so könnte man vermuten, daß die Entfernung der Haupttumormasse (Prostata) das biologische Verhalten des Prostatakarzinoms im Stadium D1 so verändert, daß nahezu eine Verdoppelung der mittleren Überlebensdauer nach der ersten Progression, verglichen mit den Überlebensraten der Patienten, bei denen der Primärtumor in situ zurückgelassen wurde, erreicht wird.

Andere haben gezeigt, daß die frühe hormonelle Therapie bei Patienten mit einem fortgeschrittenen Prostatakarzinom vorteilhaft sein kann [9]. Außerdem haben sorgfältig durchgeführte Studien von Isaacs [10] in dem Dunning-R-3327-H-Modell eines Adenokarzinoms der Prostata bei Ratten den Beweis erbracht, daß eine signifikante Verzögerung der Tumorprogression und des Todes durch eine frühe Orchiektomie vor der Entwicklung einer kritischen Tumormasse erreicht werden kann. Diese Untersuchungen unterstützen auch das Konzept der sofortigen Orchiektomie zum Zeitpunkt der radikalen Prostatektomie.

In unserer Studie erwiesen sich die üblichen pathologischen Bestimmungen (Tumorgrad, Tumormasse, Samenblasenbefall, Kapseldurchbruch, Residualerkrankung, Anzahl der befallenen Lymphknoten, saure Phosphatasewerte) als unzuverlässig, um den Krankheitsverlauf im Stadium D1 vorherzusagen [6, 8].

Da einige der augenscheinlich kontroversen Ergebnisse, im Vergleich zur Literatur, auf unbekannten, aber signifikanten pathologischen Variablen beruhen könnten, wurde eine DNS-Durchflußzytophotometrie bei einer Gruppe von 91 Patienten durchgeführt, die einer radikalen Prostatektomie mit oder ohne adjuvante Behandlung unterzogen worden waren und die mindestens 5 Jahre nachbeobachtet wurden [11]. Nukleäre Suspensionen von paraffineingebetteten Gewebeblöcken wurden nach der Technik von Hedley et al. [12] hergestellt. Der isolierte Nukleus wurde mit Propidiumjodid in Anlehnung an die Methode von Vindelov und Mitarbeitern [13] gefärbt und der nukleäre DNS-Gehalt wurde durch Flowzytometrie gemessen. Die Histogramme basieren auf der Analyse von 20000 Zellkernen in jeder Probe.

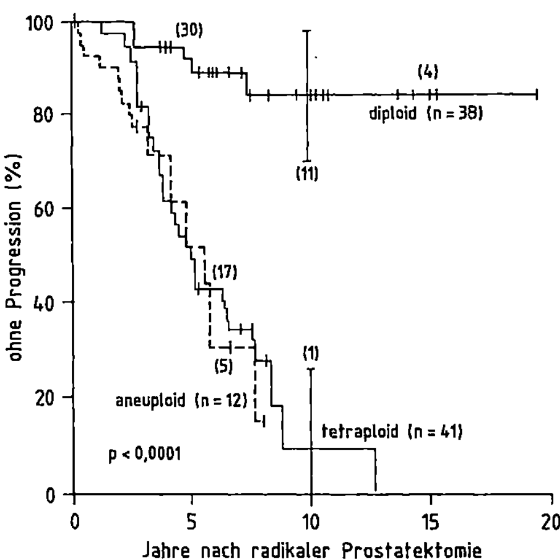

Abb. 5. Kaplan-Meier-Kurve progressionsfreier Patienten in Abhängigkeit vom Ploidietyp von 91 Patienten mit einem Stadium D1-Prostatakarzinom (Beobachtungszeit > 5 Jahre), die mittels bilateraler pelviner Lymphadenektomie und radikaler retropubischer Prostatektomie mit und ohne adjuvante Therapie behandelt worden waren. Zahlen in Klammern: Patienten, die zu der entsprechenden Zeit unter Beobachtung standen; senkrechte Striche: eingetretene Fälle

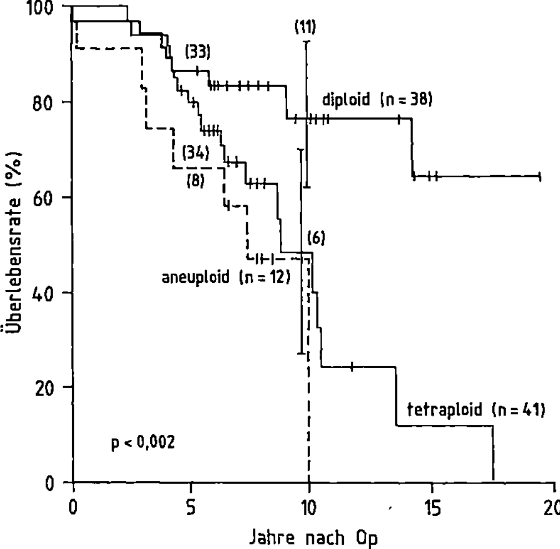

Abb. 6. Kaplan-Meier-Kurve der Gesamtüberlebensrate in Abhängigkeit vom Ploidietyp von 91 Patienten mit einem Stadium D1-Prostatakarzinom (Beobachtungszeit > 5 Jahre), die mittels bilateraler pelviner Lymphadenektomie und radikaler retropubischer Prostatektomie mit und ohne adjuvante Therapie behandelt worden waren. Zahlen in Klammern: Patienten, die zu der entsprechenden Zeit unter Beobachtung standen; senkrechte Striche: eingetretene Fälle

Auf der Basis einer Kontrollgruppe (Patienten mit einem Prostataadenom) wurde für den Normalbereich ein oberer Grenzwert von 13% für den DNS-Anteil im 4C- oder G2-Gipfel festgelegt. Folglich wurden Tumoren, die mehr als 13% im 4C-Gipfel aufwiesen, als DNS-tetraploid betrachtet. Der Tumor-DNS-Gehalt wurde für aneuploid gehalten, wenn es einen separaten Gipfel neben dem G1-und G2-Gipfel gab. Zweiundvierzig Prozent der Patienten zeigten ein diploides Muster, 45% hatten ein tetraploides Muster und 13% hatten eine aneuploide DNS-Verteilung. Von 49 Patienten mit einem Grad-2-Tumor hatten 49% eine diploide DNS-Verteilung. Dieser Anteil lag bei den 42 Patienten mit undifferenzierten Karzinomen (Grad 3-4) bei 33%. Die Unterschiede im Gleason-System (Score von 2-5 verglichen mit Score von 6-10) waren in beiden Gruppen nicht signifikant. Es gab ebenfalls keine signifikanten Unterschiede zwischen der Ploidie und dem Tumorvolumen oder

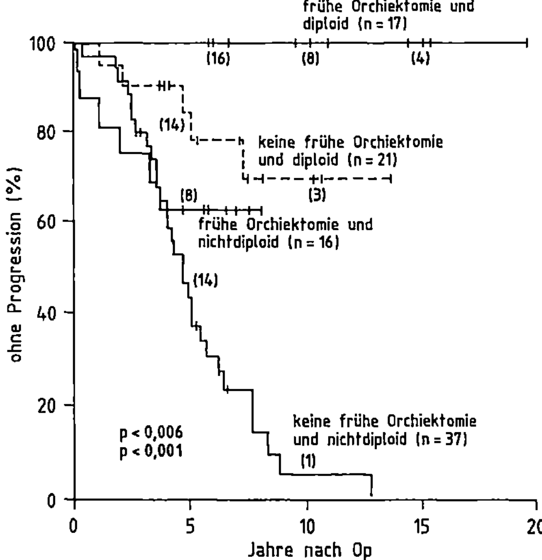

Abb. 7. Kaplan-Meier-Kurven von progressionsfreien Patienten in Abhängigkeit von der hormonellen Behandlung und dem DNS-Ploidiemuster von 91 Patienten mit einem Stadium D1-Prostatakarzinom (Katamnese über 5 Jahre), die mittels bilateraler pelviner Lymphadenektomie und radikaler retropubischer Prostatektomie behandelt wurden. Die Zahlen in Klammern repräsentieren die Patienten, die zu der entsprechenden Zeit unter Beobachtung standen. Die vertikalen Striche stellen eingetretene Fälle dar (*Orch:* Orchiektomie)

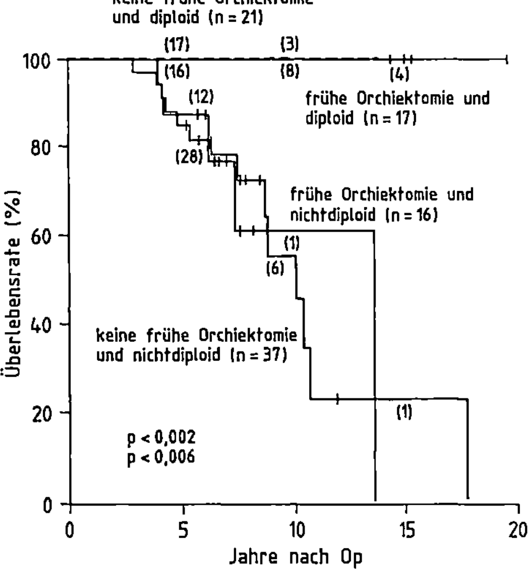

Abb. 8. Kaplan-Meier-Kurven (Rate krankheitsspezifischer Todesfälle) in Abhängigkeit von hormoneller Behandlung und Ploidiemuster von 91 Patienten mit einem Stadium D1-Prostatakarzinom (Katamnese über 5 Jahre), die mittels bilateraler pelviner Lymphadenektomie und radikaler retropubischer Prostatektomie behandelt wurden. Die Zahlen in Klammern repräsentieren die Patienten, die zu der entsprechenden Zeit unter Beobachtung standen. Die vertikalen Striche stellen eingetretene Fälle dar (*Orch:* Orchiektomie)

zwischen der Ploidie und der Anzahl der befallenen Lymphknoten, obwohl eine Tendenz zu multiplen Lymphknotenmetastasen in Verbindung mit einer DNS-Aneuploidie vorlag. Nach 5 Jahren betrug die wirkliche Rate progressionsfreier Patienten 95% bei einem diploiden Tumor und die projektierte Rate progressionsfreier Patienten war 84% nach 10 Jahren (Abb. 5). Andererseits hatten Patienten mit einem tetraploiden oder aneuploiden Histogramm 5- bzw. 10-Jahres-Überlebensraten ohne Tumor-Progression von weniger als 15% bzw. 10% (p = 0,0001). Die projektierten 5-, 10- und 15-Jahres-Überlebensraten der Patienten mit einem diploiden Tumor lagen bei 87%, 78% bzw. 65% und bei nichtdiploiden Tumoren bei 89%, 48% und 12% (Abb. 6) (p = 0,002). Kein Patient mit einem diploiden Tumor verstarb an Krebs. Bei den Fällen mit einem abnormen Histogramm in der Durchflußzytophotometrie wurde statistisch ein Sterben am Tumor innerhalb von 10 Jahren in 44% projektiert (p = 0,001).

Um den Einfluß der sofortigen, verglichen mit der verzögerten Orchiektomie auf die Progressionsrate in Relation zum Ploidiemuster ermitteln zu können, wurde eine entsprechende Analyse derselben Patientengruppe vorgenommen [14]. Die frühe Orchiektomie bei 17 Patienten mit einem diploiden Tumor ergab eine signifikante Vebesserung der progressionsfreien Rate gegenüber den 21 Patienten ohne frühe Orchiektomie. Durch diese Analyse wurde es deutlich, daß bei nahezu allen Patienten mit einem nichtdiploiden Tumor und keiner sofortigen Orchiektomie (37 Patienten) eine Tumorprogression innerhalb von 10 Jahren erwartet werden kann. Es ist jedoch noch nicht völlig geklärt, ob die frühe Orchiektomie (16 Patienten) eine signifikante Verbesserung bezüglich der Progression bei Patienten mit einem nicht-diploiden Tumor hat (Abb. 7). Die Ergebnisse der Studie zum Einfluß der Orchiektomie in Abhängigkeit vom Ploidiemuster und dem Tod am Prostatakarzinom (Abb. 8) zeigen, daß unabhängig vom Zeitpunkt der Orchiektomie, kein Patient mit einem diploiden Tumor (38 Patienten) am Prostatakarzinom verstarb. Im Gegensatz dazu werden innerhalb von 10 Jahren über 40% der Patienten mit einem nichtdiploiden Histogramm an Krebs versterben, unabhängig vom Zeitpunkt der Orchiektomie.

Zusammenfassung

Das Adenokarzinom der Prostata im Stadium D1, das durch die radikale Prostatektomie behandelt wird, scheint sich in seinem biologischen Verhalten von dem lokalisierten Prostata-Karzinom (= pT2-Erkrankung) und vom Stadium C (pT3) zu unterscheiden. Im Stadium D1 korrelieren Progression und die Sterberaten am Tumor nicht mit dem lokalen Tumorgrad, der Tumormasse, dem Samenblasenbefall, dem Vorliegen von Restkarzinomen und dem Serumwert der sauren Phosphatase. Die DNS-Ploidiemuster und die bilaterale Orchiektomie scheinen als unabhängige Variablen einen signifikanten Einfluß auf die Progression und das Überleben zu besitzen. Eine konservative Therapie alleine (z. B. hormonell oder Radiotherapie) sowie die radikale Prostatektomie ohne adjuvante Behandlung resultieren in einem hohen Therapieversagen. Offensichtlich ist die beste Behandlung im Stadium D1 (T0-3, N1-2, M0) – mit Ausnahme der Patienten mit massiven Lymphknotenbefall – die radikale Prostatektomie (zur optimalen lokalen Kontrolle) und die sofortige bilaterale Orchiektomie zur lokalen und systemischen Tumorkontrolle. Die Ergebnisse dieser Behandlungsform übertreffen gegenwärtig die aller anderen derzeit vorgenommenen Therapien. Erkrankungen im Stadium D1 mit einem abnormen DNS-Ploidiemuster scheinen nur gering auf die adjuvante hormonelle Behandlung nach der radikalen Prostatektomie anzusprechen. In künftigen Studien sollte nach effektiven, adjuvanten Behandlungsmaßnahmen für Patienten mit einem solchen DNS-Verteilungsmuster geforscht werden.

Literatur

1. Whitmore WF jr (1987) Long-term effects of initial therapy. Cancer 60 [Suppl] 3:559–562
2. Kuban DA, El-Mahdi AM, Schellhammer PF (1987) Effect of local tumor control on distant metastasis and survival in prostatic adenocarcinoma. Urology 30:420–426
3. Zincke H, Utz DC, Thule PM, Taylor WF (1987) Treatment options for patients with stage D1 (T0-3, N1-2, M0) adenocarcinoma of prostate. Urology 30:307–315
4. Bagshaw MA, Ray GR, Cox RS (1985) Radiotherapy of prostatic carcinoma: Long- or short-term efficacy (Stanford University experience). Urology 25 [Suppl] 2:17–23
5. Zincke H, Fleming TR, Furlow WL, Myers RP, Utz DC (1981) Radical retropubic prostatectomy and pelvic lymphadenectomy for highstage cancer of the prostate. Cancer 47:1901–1910
6. Zincke H, Utz DC (1983) Radical surgery for stage D1 prostate cancer. Semin Urol 1:253–260
7. Bagshaw MA (1985) Potential for radiotherapy alone in prostatic cancer. Cancer 55 [Suppl] 9:2079–2085
8. Zincke H, Utz DC, Taylor WF (1986) Bilateral pelvic lymphadenectomy and radical prostatectomy for clinical stage C prostatic cancer: role of adjuvant treatment for residual cancer and in disease progression. J Urol 135:1199–1205
9. Brayhack JT, Keeler TC, Kozlowski JM (1984) Carcinoma of the prostate. Hormonal therapy. Cancer 60 [Suppl] 3:589–601
10. Isaacs JT (1984) The timing of androgen ablation therapy and/or chemotherapy in the treatment of prostatic cancer. Prostate 5:1–17
11. Winkler HZ, Rainwater LM, Myers RP, Far GM, Therneau TM, Zincke H, Lieber MM (1988) D1 prostatic adenocarcinoma: significance of nuclear DNA ploidy patterns studied by flow cytometry. Mayo Clin Proc 63:103–112
12. Hedley DW, Friedlander ML, Taylor IW, Rugg CA, Musgrove EA (1983) Method for analysis of cellular DNA content of paraffinembedded pathological material using flow cytometry. J Histochem Cytochem 31:1333–1335
13. Vindelov LL, Christensen IJ, Nissen NI (1983) A detergent-trypsin method for the preparation of nuclei for flow cytometric DNA analysis. Cytometry 3:323–327
14. Winkler HZ, Rainwater LM, Myers RP, Zincke H, Farrow GM, Therneau TM, Lieber MM (1988) Prognostic significance of DNA ploidy and early endocrine therapy in stage D1 prostate cancer (abstract). Annual meeting of the American Urological Association, Boston, Massachusetts, June 3 to 7

Doppelblinde, prospektive randomisierte Vergleichsstudie von Leuprorelin versus Leuprorelin plus Flutamid in der Behandlung des metastasierenden Prostatakarzinoms

M. Eisenberger, E. D. Crawford, D. McLeod, R. C. Benson, J. Spaulding,
A. Dorr, B. Blumenstein und Prüfer der vom National Cancer Institute
geförderten Intergroup-0036

Die verschiedenen Möglichkeiten des Androgenentzugs sind etablierte Verfahren in der Behandlung des metastasierenden Prostatakarzinoms. Die Suppression des in den Hoden gebildeten Testosterons [1] mittels operativer Kastration, pharmakologischen Östrogendosen oder langfristiger Gabe potenter Analoga des Gonadotropin-Releasing-Hormons (GnRH) stellt für Patienten mit einer Metastasierung die Basistherapie dar [2]. Aus umfangreichen prospektiven randomisierten Studien konnte ein großer Erfahrungsschatz gewonnen werden; dabei zeigte sich konstant, daß bei größeren Patientenkollektiven die mediane Dauer des progressionsfreien Intervalls zwischen 12 und 18 Monaten und die mediane Gesamtüberlebenszeit zwischen 24 und 30 Monaten lag [3–5]. Ferner gibt es keinen Hinweis auf die therapeutische Überlegenheit einer der möglichen Formen des gonadalen Androgenentzugs [1–5].

Welche Bedeutung den in der Nebenniere gebildeten Androgenen bei der Pathogenese dieser Erkrankung zukommt, ist noch sehr umstritten. Geller et al. [6] zeigten, daß nach Entfernung der gonadalen Androgene bemerkenswerte Mengen an Dihydrotestosteron (DHT) im Prostatagewebe nachweisbar waren, und vermuteten, daß weitere therapeutische Eingriffe mit dem Ziel, dieses restliche DHT zu neutralisieren, klinisch bedeutend seien [7]. Kurze Zeit später berichteten kanadische Wissenschaftler über beeindruckende Ergebnisse einer nicht kontrollierten Studie, bei der die Orchiektomie oder die Gabe von GnRH-Analoga mit einem nichtsteroidalen Antiandrogen (Flutamid) bei Patienten des Tumorstadiums D2 kombiniert wurde. Diese Untersucher bezeichneten die obengenannte Vorgehensweise als „maximale oder komplette Androgenblockade" [8].

Flutamid ist ein nichtsteroidales Antiandrogen, das die nukleäre Androgenbindung durch kompetitive Wirkung auf die DHT-Rezeptoren des Zytosols zu supprimieren vermag. Dieser Wirkstoff erwies sich bei Patienten mit unbehandeltem Prostatakarzinom des Stadiums D2 als wirksam [9].

Zur Überprüfung der von den kanadischen Wissenschaftlern aufgestellten Hypothese der „maximalen Androgenblockade" unterstützte das National Cancer Institute (NCI) eine umfangreiche prospektive Studie zum Vergleich der kombinierten Behandlung mit Leuprorelin, einem potenten GnRH-Analogon (TAP Pharmaceuticals, Illinois, USA), plus Flutamid (Schering-Plough, New Jersey, USA) versus Leuprorelin plus Placebo als Initialbehandlung bei Patienten mit einem Adenokarzinom der Prostata des Stadiums D2. Über die Ergebnisse dieser doppelblinden, prospektiven, randomisierten klinischen Prüfung soll hier berichtet werden.

Methodik

Die Studie wurde in Zusammenarbeit mit mehreren Gruppen in den USA durchgeführt, wobei folgende Organisationen teilnahmen: das National Prostatic Cancer Projekt (NPCP), die Southwest Oncology Group (SWOG), die Northern California Oncology Group (NCOG), die North Central Cancer Treatment Group (NCCTG) sowie Mid-Atlantic Oncology Program (MAOP). Die SWOG stand als übergeordnetes Organisationsbüro sowie als Statistikzentrum der Studie zur Verfügung, obwohl anfangs das NPCP als Zentrum für Statistik fungierte.

Die Studie begann im Januar 1985. Das endgültige Ziel von 600 Patienten wurde im April 1986 erreicht, wobei 224 Prüfer aus 93 Organisationen der Vereinigten Staaten von Amerika teilnahmen. Als Einschlußkriterien galten: Diagnose eines nicht vorbehandelten, histologisch gesicherten Prostatakarzinoms Stadium D2 mit Knochenmetastasierung oder meßbaren Weichteilmetastasen; ECOG Performance Status von 0–3; Serumkreatinin unter 2,0 mg/dl; ausreichende Leberfunktion entsprechend einer SGOT und SGPT unter dem Doppelten des Normalwertes, Serumbilirubinspiegel unter 2,0 mg/dl; kein Hinweis auf eine schwere kardiovaskuläre Erkrankung im Sinne einer unbehandelten dekompensierten Herzinsuffizienz, einer therapierefraktären Hypertonie, einer symptomatischen Koronararterienerkrankung, bzw. bei Z. n. koronarer Bypassoperation oder tiefer Venenthrombose, die bei Studienbeginn nicht mindestens 6 Monate zurücklag. Zu den Ausschlußkriterien zählten: Vorbehandlung oder Begleittherapie mit systemischer Chemotherapie, Hormonentzug oder Immunmodulatoren; Auftreten irgendeines Malignoms außer eines nichtmelanomatösen Hautkrebses innerhalb der letzten 5 Jahre. Ein Z. n. Radiatio war kein Ausschlußkriterium, falls die bestrahlten Herde nicht den Metastasen entsprachen, die zur Beurteilung der Tumoransprechbarkeit herangezogen wurden.

Studiendesign

Nach Abschluß der Eingangsuntersuchung, vor Beginn der Behandlung und nach Einholen einer mit Unterschrift versehenen Einverständniserklärung wurden die Patienten über das statistische Büro der Organisation, dem der Prüfer als Mitglied angehörte, registriert. Das statistische Büro dieser Organisation erhielt dann die Randomisierung von dem übergeordneten statistischen Büro (SWOG) und benachrichtigte den Prüfer, sobald die Randomisierung abgeschlossen war. Großapotheken der teilnehmenden kooperativen Gruppen koordinierten die Auslieferung der Medikamente. Die Patienten wurden zum Zeitpunkt der Randomisierung anhand des Performance Status (0–2 versus 3) und der Tumorausdehnung (gering versus stark) stratifiziert. Eine geringe Tumorausdehnung war wie folgt definiert: keine Metastasierung in Rippen, Röhrenknochen, Schädel oder Weichteilen mit Ausnahme eines Lymphknotenbefalls. Nach Randomisierung erhielten die Patienten doppelblind täglich 1,0 mg Leuprorelin subkutan plus entweder Placebo oder 3 × 250 mg/die Flutamid oral. Sobald es zu einer Tumorprogression kam, wurde die Behandlung nicht mehr blind durchgeführt. Die bisher der Placebogruppe zugeordneten Patienten erhielten dann Flutamid zusätzlich zu Leuprorelin; die ursprünglich der kombinierten Behandlung zugeordneten Patienten schieden aus der Studie aus und wurden nach Ermessen des Prüfarztes weiterbehandelt. Sämtliche Patienten werden bis zum Tod weiter beobachtet.

Die Eingangsuntersuchung vor Beginn der Behandlung beinhaltete folgende Untersuchungen: Urinanalyse, komplettes Blutbild, Nieren- und Leberfunktionstests, Serumtestosteronspiegel, saure und alkalische Phosphatase in Serum, Röntgenthorax, Knochenszintigraphie mit Röntgenaufnahmen des Skeletts der befallenen Stellen, intravenöse Ausscheidungsurographie (IVP) oder Computertomographie (CT) des Beckens unter Kontrastmittelgabe. Eine bzw. 4 Wochen nach Beginn der Behandlung wurden die Patienten klinisch untersucht, wobei nach 4 Wochen Labortests durchgeführt wurden. Eine komplette Untersuchung mit ärztlicher Untersuchung, Labortests und Röntgenuntersuchung erfolgte in 12wöchigen Intervallen. Die Responsekriterien des NPCP wurden zur Beurteilung des Ansprechens des Tumors herangezogen [10]. Da der Befund eines Knochenszintigramms 12 Wochen nach Therapiebeginn irreführende Angaben bezüglich des Ansprechen des Tumors liefern könnte, wurden bei Nachweis von einem oder zwei Herden im Knochenzintigramm symptomatisch stabile Patienten nochmals 6 Wochen wie bisher weiterbehandelt. Danach wurde das Knochenszintigramm wiederholt. War kein Hinweis auf eine weitere Progredienz nachweisbar, wurde der Zustand des Patienten als stabil betrachtet und die Therapie in der bisherigen Form fortgesetzt.

Statistische Auswertung

Da die Überlebenszeit als wichtigste Zielgröße der Studie galt, mußte die Stichprobengröße 300 Patienten pro Arm betragen. Bei dieser Stichprobengröße läßt sich bei einem Signifikanzniveau von 0,05 mit einer 90%igen Wahrscheinlichkeit eine Verlängerung der medianen Überlebenszeit von 3 auf 4,2 Jahre, also um 40%, nachweisen. Ebenso kann bei einem Signifikanzniveau von 0,05 mit 90%iger Wahrscheinlichkeit ein Unterschied von 30% in der medianen Dauer bis zur Progression, also von 65 Wochen auf 85 Wochen, aufgedeckt werden. Da die grundlegende Frage darin bestand, herauszufinden, ob durch Zugabe von Flutamid zu einem Standardbehandlungschema (LHRH-Analogon) ein zusätzlicher therapeutischer Nutzen erzielt werden könnte, war bei dieser Studie ein einseitiger Test zum Vergleich der definierten Zielgrößen vorgesehen. Zweitrangige Zielgrößen waren die Ansprechbarkeit auf die Behandlung und die Dauer bis zur Progression. Alle registrierten Patienten werden in diesem Bericht berücksichtigt.

Die charakteristischen Patientendaten zum Zeitpunkt der Registrierung wurden anhand der Häufigkeitsverteilung (Fisher's Exact Test und χ^2-Test) und durch Varianzanalyseverfahren (einschließlich des t-Tests bei paarigen Stichproben) verglichen. Der Therapieerfolg wurde mittels Methoden zur Bestimmung der Häufigkeit für longitudinale Daten und multivariabler Varianzanalyse (einschließlich des t-Tests bei paarigen Stichproben) verglichen. Zum Vergleich der Überlebenszeit und des tumorfreien Intervalls wurden der Rangsummentest und proportionale Risikoregressionsmethoden herangezogen.

Die Untersuchung auf Unterschiede in der Ansprechbarkeit auf die Behandlung der ersten 12 Wochen, die durch den Performancestatus, das Ausmaß der Schmerzen und die Serumkonzentration der sauren Phosphatase beschrieben wurde, erfolgte durch Extraktion der Werte jedes einzelnen Patienten aus der Gesamtdatenbank. Die für den jeweiligen Parameter extrahierten Werte waren der Wert vor Beginn der Behandlung und der höchste Wert, der seit Therapiebeginn bis zum Endpunkt des Intervalls berichtet oder gemessen wurde. Der höchste pro Intervall extrahierte Wert ist kumulativ, d. h. bei einem bestimmten Patienten ist für einen bestimmten Parameter der Schweregrad der Erkrankung im 12wöchigen Intervall gleich oder höher als der Wert nach 4 Wochen.

Ergebnisse

Von 617 Patienten gelten 603 Patienten anhand der vor der Registrierung verfügbaren Daten als einschlußberechtigt. Aus folgenden Gründen erfüllen einige Patienten nicht die Einschlußkriterien: kein objektiver Nachweis eines Prostatakarzinoms im Stadium D2 (7 Patienten), Erkrankung an einem zusätzlichen Malignom (1 Patient), ECOG Performance Status betrug 4 (2 Patienten), Vorbehandlung mit Hormonen (3 Patienten) sowie Beginn der Behandlung vor Einschluß in die Studie (1 Patient). Acht der 14 nicht aufnahmeberechtigten Patienten waren der Behandlung mit Leuprorelin plus Flutamid, 6 der Behandlung mit Leuprorelin plus Placebo zugeordnet.

303 bzw. 300 der 603 auswertbaren Patienten waren durch Randomisierung der Behandlung mit Leuprorelin plus Flutamid bzw. Leuprorelin plus Placebo zugeord-

Tabelle 1. Charakteristische Patientendaten

Parameter	Leuprorelin + Placebo[a] (300 Patienten)	Leuprorelin + Flutamid[a] (303 Patienten)
Mittleres Alter (Bereich)	68 (46–98)	69 (44–86)
ECOG Performance Status		
0–2	94	93
3	6	7
Knochenschmerzen	78	77
Schweres Krankheitsbild	87	86
Regionale/entfernte Lymphknotenmetastasen	44	43
Metastasierung in Lunge/Leber	10	7
Lokalisation der Knochenmetastasen		
Becken	69	66
Rippen	69	68
Wirbelsäule	77	73
Röhrenknochen	46	38
Schädel	30	29
Erhöhte saure Phosphatase		
insgesamt	75	74
des prostatischen Anteils	80	78
Alkalische Phosphatase	61	55

[a] Alle Werte bis auf das Alter sind in Prozent angegeben.

Tabelle 2. Am häufigsten beobachtete Nebenwirkungen

	Leuprorelin + Placebo (n = 268)	Leuprorelin + Flutamid (n = 264)	p-Wert
Diarrhoe	4,9%	13,6%	0,001
Übelkeit oder Erbrechen	14,2%	11,8%	ns
Periphere Ödeme	4,9%	4,9%	ns
Gynäkomastie	12,7%	13,3%	ns
Hitzewallungen	60,8%	63,6%	ns

net. In Tabelle 1 werden die charakteristischen Patientendaten aufgeführt. Es gibt keinen Hinweis für ein Ungleichgewicht in der Zuordnung der jeweiligen Behandlungsform hinsichtlich wichtiger prognostischer Faktoren. Die Verteilung von Behandlungsform und Patienten ergab zwischen den jeweiligen Schichten keinen signifikanten Unterschied.

Insgesamt war die Verträglichkeit der Behandlung hervorragend. Tabelle 2 veranschaulicht die am häufigsten beobachteten, signifikanten Nebenwirkungen. Bei der mit Flutamid behandelten Gruppe kam es häufiger zu einer leichten Diarrhoe (13,6% versus 5%, p < 0,001). Dies erforderte jedoch keine wesentliche Umstellung der Therapie und führte auch nicht dazu, daß die Patienten einen Abbruch der Behandlung wünschten.

Zweihundertachtzig (92%) mit Leuprorelin plus Flutamid und 269 (89%) nur mit Leuprorelin behandelte Patienten konnten hinsichtlich des Therapieerfolgs ausgewertet werden. Nach Behandlung mit Leuprorelin plus Flutamid bzw. der alleinigen Gabe von Leuprorelin kam es bei 22 von 280 (7,9%) bzw. 19 von 269 (7,1%) Patienten zu einer kompletten Remission (CR) und bei 100 von 280 (35,7) bzw. 76 von 269 (28,2%) Patienten zu einer partiellen Remission (PR). Es bestanden keine signifikanten Unterschiede zwischen den beiden Behandlungsformen hinsichtlich CR, PR oder der Kombination von CR und PR.

Alle 603 auswertbaren Patienten gingen in die Auswertung des progressionsfreien Intervalls und der Überlebenszeit ein. Statistisch signifikante Unterschiede im progressionsfreien Intervall wurden zugunsten der mit Leuprorelin plus Flutamid behandelten Gruppe beobachtet. Die Berechnung des medianen progressionsfreien Intervalls ergab für Patienten, die der Behandlung mit Leuprorelin plus Flutamid zugeordnet waren, 16,5 Monate und für die mit Leuprorelin plus Placebo behandelten Patienten 13,9 Monate (Abb. 1). Sämtliche Kaplan-Meier-Kurven fallen bei 36 Monaten steil ab. Der 95%-Konfidenzbereich liegt zwischen 14,6 und 19,5 Monaten bzw. zwischen 11,8 und 15,3 Monaten [10]. Der Unterschied in der Verteilung des progressionsfreien Intervalls war beim Vergleich von Leuprorelin und Placebo mit Leuprorelin und Flutamid zugunsten der Behandlung von Leuprorelin und Flutamid (einseitiger Test, stratifiziert, p = 0,0195) (Abb. 3).

Unter Leuprorelin plus Flutamid betrug die mediane Überlebenszeit 34,9 Monate, unter Leuprorelin plus Placebo 28,3 Monate (Abb. 2). Die 95%-Konfidenzintervalle liegen zwischen 29,4 und 38,8 Monaten bzw. zwischen 25,7 und 30,6

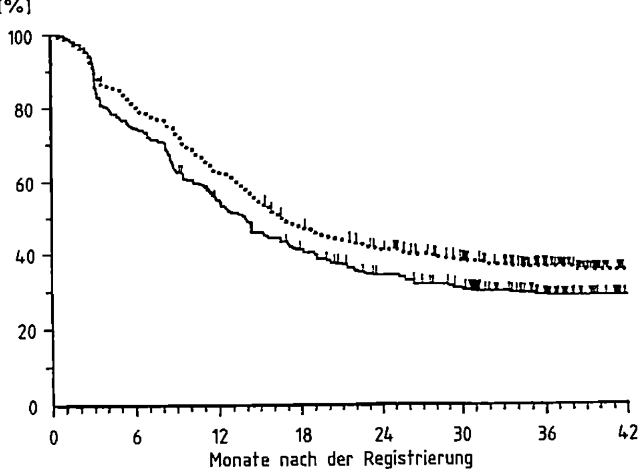

	Gesamt-zahl	Therapie-versager	Median (Monate)
——— Leuprorelin + Placebo	300	209	13,9
·········· Leuprorelin + Flutamid	303	189	16,5

Abb. 1. Kaplan-Meier-Kurven für alle progressionsfreien Intervalle

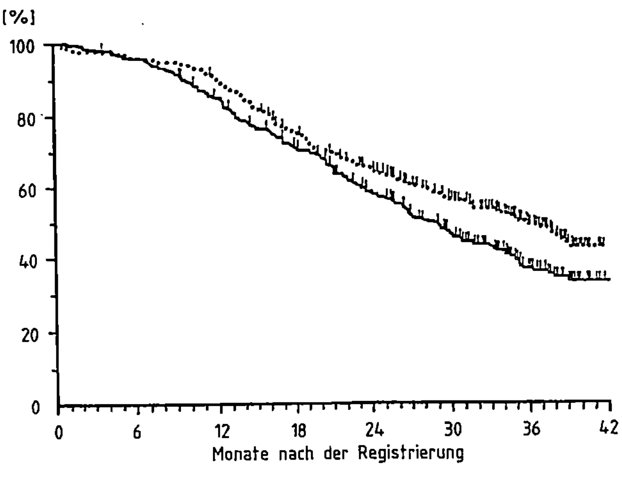

	Gesamt-zahl	Todes-fälle	Median (Monate)
——— Leuprorelin + Placebo	300	180	28,3
·········· Leuprorelin + Flutamid	303	149	35,6

Abb. 2. Kaplan-Meier-Kurven für die Gesamtüberlebenszeit

Monaten. Der Unterschied in der Verteilung der Überlebensdauer war zugunsten der Behandlung von Leuprorelin plus Flutamid (einseitiger Test, stratifiziert, p-Wert = 0,0177).

Die Unterschiede sowohl in der Dauer des progressionsfreien Intervalls als auch in der Überlebenszeit waren besonders bei Patienten mit geringer Tumorausdehnung und einem ECOG Performance Status von 0–2 offensichtlich. Die Anzahl an Patienten dieser Untergruppe war jedoch gering, so daß es einer

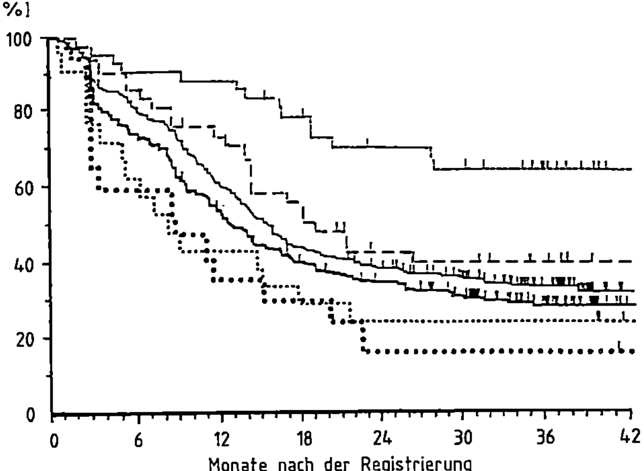

Abb. 3. Kaplan-Meier-Kurven für die progressionsfreie Überlebenszeit, getrennt nach den jeweiligen Untergruppen

	Gesamt-zahl	Therapie-versager	Median (Monate)
Leu + Plac – ausgedehnter Befall, PS 0-2	242	171	12,6
Leu + Plac – ausgedehnter Befall, PS 3	17	14	8,6
Leu + Plac – geringer Befall, PS 0-2	41	24	19,1
Leu + Flut – ausgedehnter Befall, PS 0-2	241	159	15,4
Leu + Flut – ausgedehnter Befall, PS 3	21	16	8,1
Leu + Flut – geringer Befall, PS 0-2	41	14	nicht erreicht

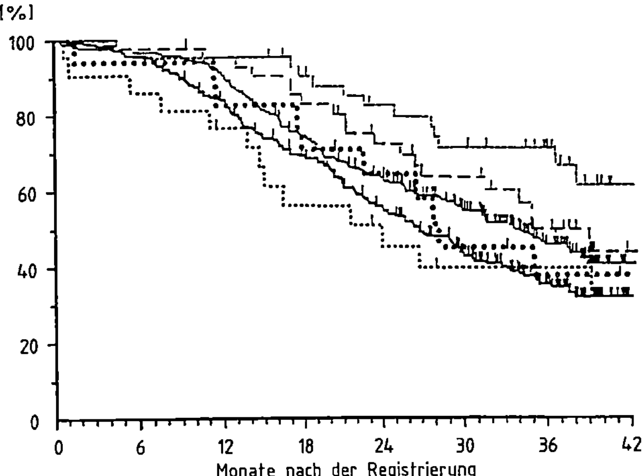

Abb. 4. Kaplan-Meier-Kurven für die Überlebenszeit, getrennt nach Stratifikationsarm

	Gesamt-zahl	Todes-fälle	Median (Monate)
Leu + Plac – ausgedehnter Befall, PS 0-2	242	148	26,7
Leu + Plac – ausgedehnter Befall, PS 3	17	13	28,3
Leu + Plac – geringer Befall, PS 0-2	41	19	39,0
Leu + Flut – ausgedehnter Befall, PS 0-2	241	123	33,8
Leu + Flut – ausgedehnter Befall, PS 3	21	13	23,9
Leu + Flut – geringer Befall, PS 0-2	41	13	nicht erreicht

Tabelle 3. Veränderungen der sauren Phosphatase, der Stärke der Schmerzen und des Performancestatus in den ersten 12 Behandlungswochen

Behandlungsarm	Leuprorelin + Placebo				Leuprorelin + Flutamid					
Veränderungen des Krankheitsbildes	Ver-besse-rung	keine Verän-derung	Ver-schlech-terung	Chancen einer Ver-besserung	Ver-besse-rung	keine Verän-derung	Ver-schlech-terung	Chancen einer Ver-besserung	Chancen-Ver-hältnis	p-Wert
Nach 8 Tagen:										
Performancestatus	20	187	23	0,87	27	180	17	1,59	1,83	0,120
Schmerzen	47	161	23	2,04	60	152	11	5,45	2,67	0,013
Nach 4 Wochen:										
Performancestatus	19	207	36	0,53	29	213	29	1,00	1,89	0,070
Schmerzen	50	180	33	1,51	73	174	20	3,65	2,41	0,007
Saure Phosphatase	27	147	9	3,00	73	130	6	12,17	4,06	0,014
Nach 12 Wochen:										
Performancestatus	22	200	49	0,45	27	214	42	0,64	1,43	0,203
Schmerzen	48	184	40	1,20	64	182	34	1,88	1,57	0,089
Saure Phosphatase	32	175	14	2,29	83	149	7	11,86	5,19	0,001

Anzahl der Patienten, bei denen der Schweregrad der Erkrankung sich bessert, unverändert bleibt oder sich verschlechtert, gemessen am Performancestatus, dem Ausmaß der Schmerzen und der sauren Phosphatase bei den nach 8 Tagen sowie nach 4 und 12 Wochen vorgenommenen Nachuntersuchungen.

Bei der Untersuchung am Tag 8 lagen nicht genügend Angaben zur Höhe der sauren Phosphatase vor, da die Bestimmung dieses Wertes nicht verlangt war.

Der p-Wert errechnete sich nach dem Fisher's Exact Test an der Vierfeldertafel anhand der tendenziellen Veränderung des Schweregrads der Erkrankung. Dieser Test vergleicht die Chancen einer Verbesserung bzw. Verschlechterung zwischen den beiden Armen.

weiteren Beobachtung bedarf, bevor sich endgültige Schlüsse daraus ziehen lassen (Abb. 3, 4).

Der Performancestatus, die Stärke der Knochenschmerzen und die Werte der sauren Phosphatase wurden nach Beginn der Behandlung über 12 Wochen untersucht, um Unterschiede dieser mit dem Schweregrad der Erkrankung korrelierenden Parameter nach Behandlung mit Leuprorelin plus Placebo bzw. mit Leuprorelin plus Flutamid zu bestimmten. Das Ziel dieser Untersuchung war es, herauszufinden, ob sich durch Flutamid das bisher einer Leuprorelin-Monotherapie beschriebene Phänomen des „disease flare" (verstärkte Knochenschmerzen und Anstieg der sauren Prostataphosphatasen) reduzieren läßt [5–11]. In Tabelle 3 sind die Ergebnisse dieser detaillierten Analyse zusammenfassend dargestellt. Die Tatsache, daß alle 3 dieser Indikationen auf eine tendenzielle Veränderung des Schweregrades der Erkrankung hinwiesen, läßt vermuten, daß mit Flutamid behandelte Patienten relativ günstigere Chancen für eine Verbesserung ihres Zustandes innerhalb der ersten 12 Behandlungswochen haben. Die Veränderungen zweier Indikatoren, nämlich der Schmerzen und der sauren Phosphatase, sind von statistischer Signifikanz.

Diskussion ·

Im Rahmen dieser Studie untersuchten wir den relativen Nutzen einer kombinierten Behandlung aus Leuprorelin plus Flutamid versus der Gabe von Leuprorelin plus Placebo. Unsere Ergebnisse zeigen sowohl hinsichtlich der progressionsfreien Intervalle als auch der Gesamtüberlebenszeit eine Überlegenheit der Kombinationsbehandlung und würden damit die Theorie unterstützen, daß durch eine zusätzliche Androgensuppression bei der Behandlung dieser Erkrankung ein therapeutischer Nutzen erzielt werden könnte. Der erzielte günstige Effekt zeigt sich in einer Verlängerung der Gesamtüberlebenszeit um 7,3 Monate. Dies entspricht einer Verbesserung um 27% im Vergleich zur alleinigen Hemmung der gonadalen Testosteronproduktion durch die Gabe von Leuprorelin.

Die Beobachtung, daß Flutamid die klinischen Symptome eines „flare of disease" während der ersten 12 Behandlungswochen wirksam zu unterdrücken schien, könnte von großer Bedeutung sein. Man könnte sogar argumentieren, daß diese wirksame Unterdrückung des Flarephänomes den therapeutischen Index einer Leuprorelinmonotherapie verbessert haben könnte und in der Tat für die Unterschiede sowohl in der Dauer bis zur Progression als auch in der Überlebenszeit verantwortlich ist. Während diese Aussage offensichtlich umstritten ist, lassen aktuelle Ergebnisse vermuten, daß dies eher unwahrscheinlich ist. Prospektive randomisierte Studien zum Vergleich von GnRH-Analoga und Diäthylstilboestrol oder Orchiektomie lieferten keine unterschiedlichen Ergebnisse, trotz des bei 8–32% der Patienten zu beobachtenden „flare" [5, 11]. Eine Untersuchung, die dieses Problem eindeutig klären wurde, müßte ein Vergleich sein zwischen Orchiektomie mit oder ohne Flutamid oder Leuprorelin plus Flutamid versus Orchiektomie plus Flutamid. Ferner muß auf die Arbeit von Trachtenberg et al. [12] hingewiesen werden, die erst kürzlich im Rahmen einer randomisierten Studie im Vergleich einer Orchiektomie mit Gabe des Antiandrogens Anandron (Russel,

France) gegenüber einer Kontrollgruppe, bei der die Patienten nur orchiektomiert wurden, eine signifikante Verlängerung der Überlebenszeit bei den zusätzlich medikamentös behandelten Patienten beobachteten.

Ein weiteres provokatives Ergebnis unserer Studie ist die Feststellung, daß sich der therapeutische Nutzen der Kombinationsbehandlung vor allem bei der Untergruppe von Patienten mit geringer Tumorausdehnung und einem ECOG Performance Status von 0–2 bemerkbar zu machen schien. Aufgrund der geringen Patientenzahl (41/Arm) sollten die Daten dieser Untergruppe als vorläufige Daten betrachtet werden. Da dieser Befund von großer Bedeutung sein könnte, sind sicher weitere Untersuchungen, vor allem an Patienten dieser Untergruppe, indiziert und sollten energisch angegangen werden.

Präklinische und klinische Erfahrungen mit anderen Tumoren bestätigen die Hypothese, daß der therapeutische Nutzen normalerweise proportional zum Ausmaß der Tumorausdehnung ist. Präklinische Ergebnisse von Untersuchungen beim Prostatakarzinom zeigten, daß dieses Karzinom mit der Zeit und parallel zur Zunahme der Tumorgröße hormonrefraktär (oder -unabhängig) wird [13, 14]. Wir haben vor kurzem bei einer vorläufigen Untersuchung nachgewiesen, daß ein geringer Tumorbefall, wie er in dieser Studie definiert wird, an sich eine wichtige unabhängige Variable von hoher prognostischer Aussagekraft darstellt [15].

Derzeit fördert das NCI eine Follow-up-Studie, die von der Southwest Oncology Group und der Eastern Cooperative Oncology Group zum Vergleich der Orchiektomie mit oder ohne zusätzliche Gabe von Flutamid durchgeführt werden soll und die den relativen Nutzen der kombinierten Hormonbehandlung besonders bei der Untergruppe mit geringem Tumorbefall und einem ECOG Performance Status von 0–2 definitiv entscheiden soll.

Zusammenfassend zeigen die Ergebnisse dieser Studie, daß die zusätzliche Gabe von Flutamid zur medikamentösen Kastration durch Leuprorelin einer Leuprorelin-monotherapie überlegen ist. Zukünftige Studien sollten so konzipiert werden, daß damit der Nutzen der kombinierten Behandlung dieser Erkrankung, bestehend aus einer gonadalen Androgenblockade plus der Gabe von Antiandrogenen, genauer definiert wird, wobei besonders darauf geachtet werden sollte, ob das gleiche auch auf die operative Kastration zutrifft. Da auch für Flutamid als Einzelsubstanz eine signifikante Antitumoraktivität nachgewiesen werden konnte und dieser Wirkstoff ein günstiges Toxizitätsprofil besitzt, vor allem hinsichtlich einer niedrigeren Inzidenzrate an sexueller Impotenz, sollten zukünftige Bemühungen auch darauf abzielen, die relative Wirksamkeit einer Flutamidmonotherapie beim Prostatakarzinom zu bestimmen.

Literatur

1. Huggins C, Hodges CV (1941) Studies in prostatic cancer. I. The effects of castration, estrogen and of androgen injection on serum phosphatase in metastatic carcinoma of the prostate. Cancer Res 1:293–297
2. Eisenberger M, O'Dwyer P, Friedman MA (1986) Gonadrotropin hormone-releasing hormone analogues: A new therapeutic approach for prostatic cancer. J Clin Oncol 4(3):414–424

 3. Byar DP (1973) The Veterans Administration Cooperative Urological Research Group's studies in cancer of the prostate. Cancer 32:1126–1130
 4. Scott WW, Menon M, Walsh PC (1980) Hormonal therapy of prostate cancer. Cancer 45:1929–1936
 5. The Leuprolide Study Group (1984) Leuprolide versus diethylstilbestrol for metastatic prostatic cancer. N Engl J Med 311:1281–1286
 6. Sufrin G, Coffey DS (1975) Mechanisms of action of a new non-steroidal antiandrogen: Flutamide Invest Urol 15:424–434
 7. Geller J, Albert JD (1984) Antiandrogens and small doses of estrogen therapy as the preferred treatment for prostatic cancer. In: Hormones and cancer. Raven, New York
 8. Labrie F, DuPont A, Belanger A (1985) Complete androgenic blockade for the treatment of prostate cancer. In: De Vita VT, Hellmann S, Rosenberg SH (eds) Important advances in oncology. Lippincott, Philadelphia, PA, pp 193–217
 9. Neri R, Kassem N (1984) Biological and clinical properties of antiandrogens. In: Bresciani F (ed) Progress in cancer research and therapy, pp 507–518
10. Brookmeyer R, Crowley J (1982) A confidence interval for the median survival time. Biometrics 38:29–41
11. Wayman JH, Man A, Hendry WF, Whitfield HN, Besser GH, Malpas JS, Oliver RTD (1985) Importance of early tumor exacerbation in patients treated with long-acting analogues of gonadropin-releasing hormone for advanced prostate cancer. Br Med J 291:1387–1388
12. Trachtenberg J, Beland G, Mostafa M (1989) A randomized trial of total androgen ablation vs. orchiectomy in patients with metastatic prostatic cancer. Proceedings 84th Annual AUA Meeting, abstract 812, p 347A
13. Isaacs JT, Jsaacs WB, Feitz WFJ, Scheres J (1986) Establishment and characterization of seven Dunning rat prostatic cancer cell lines and their use in developing methods for predicting metastatic abilities of prostatic cancers. Prostate 9:261–281
14. Isaacs JT, Coffey DS (1981) Adaptation versus selection as a mechanism, responsible for the relapse of prostatic cancer to androgen ablation therapy as studied in the Dunning R-3327H adenocarcinoma. Cancer Res 41:5070–5075
15. Eisenberger M, Crawford ED, Blumenstein B, McLeod B, Benson R, Spaulding J, Dorr A (1989) Significance of pretreatment stratification by extent of disease for stage D2 for patients treated with leuprolide plus flutamide or leuprolide plus placebo. Proc Am Soc Oncol, abst. 513

Flutamid versus Diäthylstilbestrol in der Behandlung des fortgeschrittenen Prostatakarzinoms – Eine kontrollierte prospektive Studie

F. Lund und F. Rasmussen

Einführung

Flutamid ist ein wirksames nichtsteroidales Antiandrogen ohne andere antagonistische oder agonistische Wirkungen. Es wird gut aus dem gastrointestinalen Trakt resorbiert, schnell metabolisiert und im Urin ausgeschieden. Flutamid ist funktionell spezifisch für die androgenabhängigen akzessorischen Sexualorgane wie den ventralen Teil der Prostata und die Samenblasen. Seine Wirkung beruht wahrscheinlich auf der Inhibition der Bindung von Testosteron und Dihydrotestosteron an die nukleären Rezeptoren (Neri u. Kassem 1984). Eine intakte Hypophyse oder Nebenniere ist für die Wirkung von Flutamid nicht erforderlich.

Frühere Phase-II-Studien bei nicht vorbehandelten Patienten mit fortgeschrittenem Prostatakarzinom haben gezeigt, daß in 66–90% der Patienten der Krankheitsverlauf bis zu 30 Wochen stabilisiert wird (Sogani u. Whitmore 1979; Sogani et al. 1984). Einige Nebenwirkungen dieser Therapie wurden beobachtet, aber Flutamid hatte kaum Einfluß auf die Libido und die Potenz. Vergleichsstudien zwischen Flutamid und konventioneller Therapie sind jedoch nur wenige vorhanden. Wir haben uns deshalb entschlossen, in einer Studie die Wirksamkeit von Flutamid versus Diäthylstilbestrol bei nicht vorbehandelten Patienten mit einem fortgeschrittenen Prostatakarzinom zu untersuchen.

Material und Methode

In diese Studie wurden alle Patienten eingeschlossen, bei denen die Indikation zur endokrinen Therapie bestand und die geschätzte Lebenserwartung länger als 3 Monate betrug. Alle Patienten waren nicht vorbehandelt. Eine Ausnahme waren transurethrale Eingriffe an der Prostata im Sinne einer Elektroresektion. Bei jedem Patienten lag eine Zustimmung zur Therapie vor. Die Durchführung der Studie erfolgte in Übereinstimmung mit der Deklaration von Helsinki II.

40 Patienten wurden nach dem Zufallsprinzip in 2 Gruppen aufgeteilt (Tabelle 1). Die eine Gruppe wurde mit 3 mg DES 1× täglich, die andere mit Flutamid 250 mg 3× täglich behandelt. Beide Gruppen waren miteinander völlig vergleichbar. Bevor die endokrine Therapie begann, wurden die Brustdrüsen mit 1000 rad bestrahlt. Bei der Aufnahme in die Studie erfolgte eine TNM-Klassifikation und ein histologisches Tumorgrading (Tabelle 2). Der Leistungsstand, Schmerzen mit damit verbundenem

Tabelle 1. Patientendaten

	Flutamid (n = 20)	DES (n = 20)
Mittleres Lebensalter (Jahre)	70,4	70,7
Streuungsbereich	51–81	57–81

Tabelle 2. TNM-Stadium und histologisches Grading

	Flutamid (n = 20)	DES (n = 20)
T_{0-2}	4	4
T_3	15	14
T_4	1	2
N_X	17	19
N_1	3	1
M_0	4	5
M_1	16	15
G_1	1	3
G_2	12	8
G_3	7	9

Analgetikaverbrauch und der Grad von Libido und Potenz wurden bestimmt. Des weiteren erfolgte eine Orchidometrie, Lungenaufnahme, i.v.-Urogramm, Knochenszintigramm und eine Bestimmung des Hb, der Thrombozyten, der sauren und alkalischen Phosphatase, Kreatinin, Bilirubin, GOT, LDH, Testosteron und der Methämoglobinwerte. Eine Zystoskopie wurde nur durchgeführt, wenn eine Indikation dafür bestand. Die Patienten wurden nach 1, 3, 6, 9 und 12 Monaten einbestellt und die Wirksamkeit und die Nebenwirkungen der medikamentösen Therapie beurteilt.

Ergebnisse

Für die Beurteilung der Ergebnisse wurden die EORTC-Kriterien angewendet. Statistisch wurde kein Unterschied zwischen beiden Gruppen nach 3 und 12 Monaten gefunden (Tabelle 3).

Wenn auch ein stabiler Krankheitsverlauf als Therapieerfolg angesehen wird, zeigten 16 Patienten der Flutamidgruppe und 11 Patienten der DES-Gruppe nach 3 Monaten ein Ansprechen auf die Therapie. Nach 12 Monaten war bei 13 bzw. 8 Patienten noch ein Therapieerfolg nachweisbar. Der Unterschied zwischen beiden Gruppen war statistisch nicht signifikant gemäß dem „Chi square" und dem Fisher Test (P-Werte zwischen 0,05 und 0,1). In beiden Gruppen hatten vor Beginn der Behandlung 8 Patienten Schmerzen, die auf Knochenmetastasen beruhten. Bei

Tabelle 3. Ansprechen auf die Therapie (entsprechend den EORTC-Kriterien)

	Nach 3 Monaten		Nach 12 Monaten	
	Flutamid	DES	Flutamid	DES
– Komplette Remission	0	0	0	1
– Partielle Remission	2	4	2	3
– Stabilisierung	14	7	11	4
– Progression	3	7	6	8
– Nicht ausmeßbar	1	2	1	4

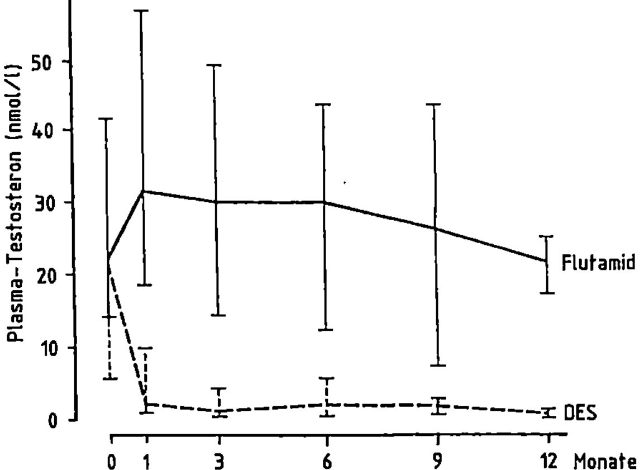

Abb. 1. Mittelwerte des Testosterons im Plasma bei mit Flutamid und DES behandelten Patienten

6 Patienten in beiden Gruppen waren die Schmerzen nach Beginn der Behandlung komplett verschwunden und bei den anderen Patienten konnte der Gebrauch von Schmerzmitteln reduziert werden.

Die Behandlung mit DES reduzierte die Serumtestosteronspiegel bis zum Kastratniveau (Abb. 1). In der Flutamid-Gruppe wurde zuerst eine Zunahme des Testosteron gesehen, die sich dann nach 12 Monaten auf das Anfangsniveau normalisierte.

Die erhöhten Werte für die saure Phosphatase im Serum, die bei 12 Patienten in der Flutamidgruppe und bei 11 Patienten in der DES-Gruppe vorlagen, nahmen während der Observationsperiode in den meisten Fällen ab. Dies steht in Korrelation mit dem allgemein gesteigerten Wohlbefinden der Patienten und der Verbesserung anderer Parameter. Libido- und Potenzstörungen wurden in der Flutamid-Gruppe nicht gesehen, während alle mit DES behandelten Patienten impotent wurden. Klinisch signifikante Nebenwirkungen wurden bei 2 Patienten in der Flutamidgruppe und in 6 Fällen in der DES-Gruppe gesehen (Tabelle 4).

Tabelle 4. Nebenwirkungen

	Flutamid (n = 20)	DES (n = 20)
– Thrombophlebitis	0	2
– Zerebrale Blutungen	0	1
– Hepatitis	1	0
– Diarrhoe	0	1
– Hitzewallungen	1	1
– Ödeme	0	1
Gesamt	2	6

Fallbeschreibung: Bei einem 69jährigen, vorher gesunden Mann, bei Zustand nach Cholezystekto-
mie im Jahre 1969, wurde wegen andauernder Lumbago eine weitere Diagnostik durchgeführt.
Dabei wurden Knochenmetastasen eines T3 G3 Prostatakarzinoms festgestellt. Er wurde mit
Flutamid behandelt. Einen Monat später entwickelte er einen massiven Verschlußikterus mit
dunklem Urin und weißem Stuhl. Seine alkalische Phosphatase stieg bis 3950 μ/ml. Die
Sonographie der Leber ergab keinen Steinnachweis, Hepatitis A und B Serologie waren negativ.
Die Leberbiopsie zeigte eine medikamentös induzierte Hepatitis mit zentrilobulärer Cholestase.
Flutamid wurde abgesetzt und der Zustand des Patienten normalisierte sich innerhalb von 2
Monaten. Der Patient wurde weiter mit Polyestradiolphosphat (Estradurin) 80 mg monatlich und
Bestrahlung (25 Gy) auf schmerzhafte Knochenmetastasen behandelt. Er starb ein Jahr später an
den Folgen seiner Krankheit.

Diskussion

Nachdem Huggins u. Hodges (1941) den positiven Einfluß von Östrogenen in der
Behandlung des Prostatakarzinoms, insbesondere auf die Schmerzen durch die
Knochenmetastasen beobachteten, ist eine hormonelle Therapie bei einem generali-
sierten Prostatakarzinom praktisch zum Standard geworden. Die Unklarheit, ob
diese Therapie zu einer Lebensverlängerung führt, und die ernsthaften Nebenwirkungen, die wir auch in unseren Studien gesehen haben, sind jedoch große Nachteile
dieser Behandlung. Deshalb wird weiter nach Medikamenten gesucht, die bei
weniger Nebenwirkungen den Verlauf der Prostatakarzinomerkrankung günstig
beeinflussen.

In Phase-II-Studien schien Flutamid diese Eigenschaften zu haben (Sogani et al.
1984; MacFarlane u. Tolley 1985). Obwohl die Lebenserwartung nicht verlängert
wird, scheint Flutamid weniger kardiovaskuläre Nebenwirkungen zu zeigen. Die
Nebenwirkungen, die MacFarlane u. Tolley (1985) bei 11 ihrer 17 Patienten gesehen
haben, waren Übelkeit, Erbrechen, Depression, Schwindel, Hautausschlag und
Gynäkomastie. Bei 5 Patienten waren sie so ernsthaft, daß das Flutamid abgesetzt
werden mußte.

1987 hat Lundgren eine Studie über 10 mit Flutamid behandelte Patienten
veröffentlicht. Bei 2 seiner Patienten wurde das Flutamid abgesetzt wegen Durchfalls
und bei einem wegen toxischer Leberschädigung. In unserer Studie haben wir nur bei

einem Patienten Hitzewallungen und bei einem anderen reversible toxische Leberschädigungen gesehen. Eine Gynäkomastie wurde bei den vorbestrahlten Patienten nicht beobachtet.

Wir haben mit unserer Studie gezeigt, daß die Wirkung von Flutamid auf Prostatakarzinome der des Diäthylstilbestrol vergleichbar ist. Insbesondere ist das schnelle Verschwinden der Knochenschmerzen, das Fehlen von Potenzstörungen und kardiovaskulären Komplikationen bemerkenswert.

Abschließend können wir sagen, daß Flutamid ein sicheres und potentes Medikament in der Behandlung von fortgeschrittenen Prostatakarzinomen ist.

Zusammenfassung

In dieser prospektiven randomisierten Studie wurde bei 40 nicht vorbehandelten Patienten mit einem fortgeschrittenen Prostatakarzinom ein Vergleich zwischen einer Behandlung mit Flutamid 750 mg täglich und Diäthylstilbestrol (DES) 3 mg täglich vorgenommen. Nach 12 Monaten wurden die Behandlungsergebnisse verglichen. Bei 13 von 20 mit Flutamid behandelten Patienten und bei 8 von 20 mit DES therapierten Patienten wurde ein Ansprechen des Tumors nachgewiesen. Dieser Unterschied ist statistisch nicht signifikant. Die Therapie mit DES führte jedoch zu mehr und ernsthafteren Nebenwirkungen als die Behandlung mit Flutamid.

Literatur

Huggins C, Hodges CV (1941) Studies on prostatic cancer I. Cancer Res 1:293–297
Lundgren R (1987) Flutamide as primary treatment for metastatic prostatic cancer. Br J Urol 59:156–158
MacFarlane JR, Tolley DA (1985) Flutamide therapy for advanced prostatic cancer: a phase II study. Br J Urol 57:172–174
Neri R, Kassem N (1984) Biological and clinical properties of antiandrogens. Prog Cancer Res Ther 31:507–518
Sogani PC, Whitmore WF (1979) Experience with flutamide in previously untreated patients with advanced prostatic cancer. J Urol 122:640–643
Sogani PC, Vagaiwala MR, Whitmore WF (1984) Experience with flutamide in patients with advanced prostatic cancer without prior endocrine therapy. Cancer 54:744–750

Vergleichende Untersuchung von Goserelin Depot in Kombination mit Flutamid versus Orchiektomie in der Behandlung fortgeschrittener Prostatakarzinome

P. Iversen und die Dänische Prostatakrebsgruppe

Aufgrund der guten Ergebnisse von Labrie et al. (1985), die das fortgeschrittene Prostatakarzinom mittels einer „kompletten Androgen-Blockade" behandelt haben, führten wir in Zusammenarbeit mit 11 urologischen- bzw. chirurgischen Kliniken in Dänemark diese randomisierte Studie durch. Die Aufnahme von Patienten in diese Studie war am 1. 12. 1987 abgeschlossen.

Bei allen Patienten lagen histologisch gesicherte Prostatakarzinome vor. In die Studie wurden nur Patienten mit Metastasen oder einem lokal fortgeschrittenen Tumor aufgenommen. Eine Vorbehandlung mittels Orchiektomie, endokriner Therapie, Radiotherapie oder Zytostatika führte zu einem Ausschluß der Patienten von der Studie.

262 geeignete Patienten wurden in diese prospektive, randomisierte zweiarmige Studie eingeschlossen. Die eine Gruppe der Patienten wurde mittels bilateraler Orchiektomie behandelt und in der 2. Gruppe erfolgte die Therapie mittels Goserelin Depot 3,6 mg alle 4 Wochen in Kombination mit Flutamid 250 mg 3× täglich. 94% dieser Patienten wiesen bei Therapiebeginn Fernmetastasen auf und 6% hatten einen lokal fortgeschrittenen Tumor. In bezug auf Alter (Medianwert in beiden Gruppen: 72 Jahre), Symptome, T-Stadium, Metastasen, Harnstauung und Laborwerte sind beide Gruppen völlig miteinander vergleichbar.

Alle Patienten wurden in 3monatlichen Abständen kontrolliert. Die Kontrolle beinhaltete:

- Analyse der Krankheitssymptome nach einem Punktesystem,
- körperliche Untersuchung mit digital-rektaler Palpation der Prostata,
- Laboruntersuchung,
- Röntgenuntersuchungen,
- Knochenszintigramm.

Die Ermittlung eines „objektiven Ansprechens" des Prostatakarzinoms erfolgte, entsprechend den Kriterien der EORTC, anhand des T-Stadiums, der sauren Phosphatase, meßbarer Läsionen und Knochenmetastasen. Die mediane Nachbeobachtungszeit beträgt gegenwärtig 24 Monate.

Die beste objektive Ansprechen auf die Therapie ist in Tabelle 1 dargestellt.

Der Unterschied zu Gunsten der „totalen androgenen Blockade" ist statistisch signifikant (p = 0,047, χ^2-Test). Es gibt jedoch keine Unterschiede bezüglich des

Tabelle 1. Objektive Ansprechraten

	Orchiektomie		Goserelin Depot/Flutamid	
	(n)	(%)	(n)	(%)
Komplette Remission	0	0	1	1
Partielle Remission	62	48	69	58
Stabiler Krankheitsverlauf	26	20.5	28	23.5
Progression	40	31.5	21	17.5
Gesamt[a]	128	100	119	100

[a] Auswertbare Patienten.

Ortes und der Art des Ansprechens in beiden Gruppen. Die Zeit bis zur Progression und die gesamte Überlebenszeit wurden mittels der Kaplan-Meier-Kurve statistisch berechnet.

Die Durchschnittszeit bis zur Progression beträgt in der Orchiektomiegruppe 16 Monate und im Goserelin Depot/Flutamid-Arm 17 Monate. Dieser Unterschied ist statistisch nicht signifikant. Die mediane Gesamtüberlebenszeit liegt im Orchiektomie-Arm bei 24 Monaten und bei Patienten, die mit Goserelin Depot/ Flutamid behandelt wurden, bei 21 Monaten. Auch hier handelt es sich statistisch um keinen signifikanten Unterschied.

Eine randomisierte Studie, durchgeführt in den USA, hat die Kombination von Leuprorelin und Flutamid versus Leuprorelin und Placebo bei mehr als 600 Patienten untersucht (Crawford 1988). Die Ergebnisse nach 3 Jahren Verlaufsbeobachtung zeigen einen Vorteil der Kombination von Leuprorelin in Kombination mit Flutamid, wenn die Zeit bis zur Progression und die gesamte Überlebenszeit betrachtet wird. Dieser Unterschied wird noch deutlicher, wenn in beiden Studienarmen nur Patienten mit „minimal disease", d. h. Patienten mit Lymphknotenmetastasen jedoch ohne viszerale Metastasen oder Metastasen im Bereich der Rippen, des Schädels und der Röhrenknochen verglichen werden.

In unserer Studie befinden sich 39 Patienten in der Orchiektomiegruppe und 34 Patienten in der Goserelin Depot-Flutamid-Gruppe, bei denen ein sog. „minimal disease" vorlag. Die Durchschnittszeit zur Progression beträgt 26 bzw. 21 Monate in beiden Gruppen. Dieser Unterschied ist statistisch nicht signifikant. Nach unseren Protokollkriterien werden subjektive Verbesserungen der Symptomatik bei 71% bzw. 70% in beiden Gruppen erreicht. Ein Unterschied in der Dauer und der Qualität der Symptomverbesserung konnte in beiden Gruppen nicht festgestellt werden.

Obwohl keine ernsthaften Nebenwirkungen in beiden Studienarmen beobachtet wurden, wurden bei den mit Goserelin Depot/Flutamid behandelten Patienten insgesamt signifikant mehr unerwünschte Nebenwirkungen registriert. Bei 9 Patienten lag eine persistierende Diarrhoe vor, die in 7 der 9 Fälle zu einer Beendigung der Therapie mit Flutamid führte. 9 Patienten entwickelten eine geringgradige Gynäkomastie, 1 Patient hatte eine histologisch gesicherte toxische Hepatitis, die nach Absetzen beider Medikamente komplett ausheilte.

Bei einer medianen Verlaufsbeobachtung von 24 Monaten konnte in der vorliegenden Studie nicht gezeigt werden, daß die totale Androgenblockade beim fortgeschrittenen Prostatakarzinom zu einem klinisch besseren Ergebnis als die alleinige Orchiektomie führt.

Obwohl die objektive Ansprechrate in der Goserelin Depot/Flutamid-Gruppe besser ist als in der Orchiektomiegruppe, ist die Zeit bis zur Progression und die gesamte Überlebenszeit der Patienten nicht signifikant unterschiedlich. Auch das subjektiv anhand der Symptome der Patienten ermittelte Ansprechen auf die Therapie ist in beiden Gruppen gleich. Nachteilige, jedoch nicht schwerwiegende Nebenwirkungen wurden jedoch vornehmlich bei den mit Flutamid und Goserelin Depot behandelten Patienten beobachtet.

Als Schlußfolgerung dieser Studie muß festgestellt werden, daß wegen der begrenzten Anzahl der Patienten geringgradige Unterschiede im Progressionsfreien Intervall und der Überlebensrate in einem der beiden Studienarme nicht ausgeschlossen sind. Zum Beispiel beträgt das Risiko, eine echte Differenz von 15% in der Überlebensrate bei 2 Jahren Verlaufsbeobachtung nicht zu erkennen, etwa 20–25% (Typ-2-Fehler). Studien mit großen Patientenzahlen werden sowohl in Europa als auch in den USA z. Z. vorgenommen. Die Ergebnisse dieser Studien werden helfen, zu klären, ob die „totale Androgenblockade" wirklich einen Fortschritt beim fortgeschrittenen Prostatakarzinom darstellt.

Literatur

1. Crawford DE (1988) A comparison of leuprolide with flutamide and leuprolide in previously untreated with clinical stage D-2 cancer of the prostate. Presented at the ASCO meeting, May 1988
2. Labrie F, Dupont A, Belanger A (1985) Complete androgen blockade for treatment of prostate cancer. In: DeVita VT, Hellman S, Rosenberg SA (eds) Important advances in oncology. Lippincott, Philadelphia, pp 193–217

Die Behandlung des fortgeschrittenen Prostatakarzinoms mit LHRH-Analoga

F. M. J. Debruyne

Einführung

Seit Huggins u. Hodges (1941) die androgene Abhängigkeit des menschlichen Prostatakarzinoms entdeckt haben, ist die Basis der Behandlung die androgene Suppression. Die konventionelle endokrine Therapie bestand aus der Gabe von Östrogenen oder der bilateralen Orchiektomie. Obwohl beide Therapieformen klinisch wirksam sind, gehen beide mit beträchtlichen Nebenwirkungen einher. Östrogene werden wegen ihrer kardiovaskulären bzw. thromboembolischen Komplikationen (Blackard 1975; Glashan u. Robinson 1981) nicht mehr angewendet. Obwohl keine ausführlichen Berichte vorliegen, ist besonders bei jüngeren Männern anzunehmen, daß die Orchiektomie auf psychologischen Widerstand stößt. Die Einführung neuer Medikamente mit bedeutend weniger Nebenwirkungen hat die Erforschung der hormonellen Therapie bei der Behandlung des Prostatakarzinoms weiter stimuliert. Sie wurde mit der Beschreibung durch Kastin et al. (1969) und der Isolation, Aufschlüsselung der Molekularstruktur und Synthese des bei Säugetieren natürlich vorkommenden Dekapeptids LHRH durch Schally et al. (1971) und der darauf folgenden Synthese von hochaktiven LHRH-Analoga eingeläutet. Die letzteren verursachen eine paradoxe Abnahme des peripheren LH-Spiegels und infolgedessen eine Abnahme des Plasmatestosteronspiegels. Dies wurde sowohl im Tierversuch (Sandow et al. 1978) und beim Menschen (Pinto et al. 1979) nachgewiesen. Die nichtöstrogene Natur dieser Elemente und die potentielle Anwendbarkeit bei der Behandlung des Prostatakarzinoms weckte großes Interesse. Ziel dieser Veröffentlichung ist es, einen Überblick über die Rolle, die LHRH-Agonisten heutzutage in der Behandlung des Prostatakarzinoms spielen, zu geben.

Pharmakologie von LHRH und seiner Analoga

LHRH ist ein lineares Dekapeptid mit einem aktiven Zentrum an der Aminosäuregruppe 2 und 3 und wichtigen Konformationen bei den Aminosäuren 1 und 10. Die physiologische Sekretion wird durch pulsatile Freigabe im Hypothalamus reguliert, die dann die Gonadotropinsekretion der Hypophyse induziert. Bei Männern führt die Gonadotropinsekretion zur testikulären Testosteronproduktion, die wiederum eine negative Rückkoppelung auf die Hypothalamus-Hypophysenachse ausübt.

Tabelle 1. LHRH-Agonisten für die klinische Praxis

	Struktur										Applika- tionsform
Natürliches *LHRH*	1	2	3	4	5	6	7	8	9	10	
	p-Glu	His	Trp	Ser	Tyr	Gly	Leu	Arg	Pro	Gly-NH$_2$	
1) Buserelin (Hoechst)	———————————— D-Ser-(BUᵗ)———————— Ethylamid										SC, IN (M)
2) Decapeptyl (Debiopharm)	———————————— D-Trp ————————————										SC, M
3) Leuprolide (Abbott-Takeda)	———————————— D-Leu ——————— Ethylamid										SC
4) Nafarelin (Syntex)	———————————— D-Nal ————————————										IN, SC
5) Goserelin Depot (ICI)	———————————— D-Ser-(BUᵗ)————————Az-Gly-NH$_2$										M

SC, subkutan, täglich; IN, intranasales Spray; M, monatliche, zweimonatliche oder vierteljährliche subkutane oder intramuskuläre Injektion

Änderungen in der ursprünglichen LHRH-Dekapeptidstruktur, z. B. eine Änderung an Position 6 und Weglassen der Aminoamidgruppe in Position 10 resultieren in LHRH-Analoga, welche infolge einer erhöhten Affinität zu den LH-Rezeptoren in der Hypophyse eine vermehrte und verlängerte LH-Sekretion verursachen. Diese Analoga sind imstande, 15 bis 200mal mehr LH freizugeben, als das ursprüngliche Hormon. Die Strukturformeln und die Handelsnamen verschiedener LHRH-Präparate, die bei experimentellen und klinischen Studien eingesetzt werden, sind in Tabelle 1 wiedergegeben. Alle haben das gleiche N-terminale Ende (Tyr), während das C-terminale Ende zu Nonapeptid-Äthylamid-Analoga oder Dekapeptid-Ara-Gly-Analoga geändert wird. Sie bewirken bei einer kurzdauernden Verabreichung einen ausgeprägten, abrupten LH-Anstieg und als Folge davon auch der Sexualhormone. Bei längerer Einnahme beobachtet man paradoxerweise einen Abfall der Sexualsteroide bis auf das Kastrationsniveau. Die lange Bindung dieser Pharmaka an die hypophysären LH-Rezeptoren führt zu deren Desensibilierung und anschließendem Verlust sowie zum Abbau des Hormon-Rezeptor-Komplexes. Dabei wird der LH-Pool erschöpft (Swift u. Crighton 1978). Der genaue Wirkungsmechanismus ist jedoch noch nicht vollständig geklärt.

Die verschiedenen LHRH-Analoga weisen gemeinsame Eigenschaften auf. Sie sind durch ihre bei kurzer Verabreichung stimulierende oder bei chronischer Gabe hemmende Wirkung von großer klinischer Bedeutung. Im Tierversuch wird eine Atrophie der sekundären Sexualorgane nach langfristiger Unterdrückung der androgenen Sekretion beobachtet (Belanger et al. 1980). Dabei wird auch eine Größenabnahme des hormonabhängigen Prostatakarzinoms bei diesen Versuchstieren festgestellt (Redding u. Schally 1981). Die klinische Anwendung dieser Agonisten beim Prostatakarzinom ergibt sich aus der Tatsache, daß diese Substanzen die testikuläre Testosteronproduktion bis auf das Kastrationsniveau reduzieren können (Clayton et al. 1980; Pedroza et al. 1980), wenngleich auch im Tierexperiment ein direkter Einfluß auf die Sexualhormon-Biosynthese in den Gonaden (Clayton et al. 1980; Pedroza et al. 1980) und auf LHRH-Rezeptoren in Prostatatumoren der Ratte beobachtet wurde. Die Verabreichung der LHRH-Agonisten verursachten einen Anfangsanstieg der LH-Sekretion mit einem anschließend erhöhtem Serumtestosteronspiegel bei Patienten mit normalen Gonaden. Diese Phase nennt man die Flare-up-Periode, und sie dauert, bis alle LH-Rezeptoren in der Hypophyse besetzt sind, gewöhnlich 4–8 Tage. Die totale Blockade der Testosteronsproduktion wird nach etwa 2- bis 4wöchiger LHRH-Analogagabe erreicht.

Viele Phase-II- und -III-Studien mit LHRH-Analoga sind in den letzten fünf Jahren veröffentlicht worden. Sie haben den Stellenwert, die Anwendung und die Nebenwirkungen dieser Therapieform klar umrissen.

Phase-II-Studien mit LHRH-Analoga beim Prostatakarzinom

Phase-II-Studien sollen die Wirksamkeit und Sicherheit dieser neuen Therapieform untersuchen. Derartige Studien mit LHRH-Analoga bei Patienten mit metastasierendem Prostatakarzinom wurden vor mehr als sechs Jahren begonnen. Alle Anfangsergebnisse haben gezeigt, daß die kontinuierliche Unterdrückung der Testosteronproduktion eine günstige Wirkung auf ein lokales Prostatakarzinom wie auch auf seine Metastasen hat (Tollis et al. 1982; Borgmann et al. 1982; Ahmed et al. 1983; Faure et al. 1983; Walker et al. 1983; Warner et al. 1983; Waxman et al. 1983; Klijn et al. 1984). Die verschiedenen LHRH-Präparate, die in diesen Studien eingesetzt werden (intranasales Spray, tägliche Subkutaninjektion), führten bei adäquater Dosierung zur Verminderung des Serumtestosteronspiegels bis zum Kastrationsniveau.

Seit diesen Anfangsberichten sind viele klinische Studien mit verschiedenen LHRH-Präparaten veröffentlicht worden. Alle diese Studien befassen sich mit der endokrinen Wirkung, dem (objektiven und subjektiven) klinischen Effekt und den Nebenwirkungen der LHRH-Analogatherapie.

Hormonelle Wirkung

Die Verabreichung von LHRH-Analoga führt während der ersten Behandlungswochen zum Anstieg des LH-Serumspiegels. Danach folgt eine ständige Abnahme bis zum Basalspiegel von 2 bis 5 IU/ml mit einem nur noch geringen Anstieg nach erneuter LH-Stimulation (de Jong et al. 1987). Das follikelstimulierende Hormon (FSH) und Testosteron zeigen einen vergleichbaren Verlauf wie das LH. In dieser wurde intranasal verabreichtes Buserelin verwendet, aber ähnliche Beobachtungen wurden auch bei Anwendung anderer LHRH-Präparate (Santen et al. 1984) berichtet.

Einige Tage nach Behandlungsbeginn sieht man einen deutlichen Anstieg des Testosterons, gefolgt von einer Abnahme bis zum Kastrationsniveau (0,5 ng/ml) nach 2- bis 4wöchiger Therapie. Der anfängliche Anstieg des Testosterons bleibt unterhalb des oberen Normalwertes (2–6 ng/ml). Die Abnahme des Testosterons steht in Korrelation mit der Abnahme des Dehydrotestosterons bis zu 18% seines normalen Wertes (de Jong et al. 1987). In großen Studien mit verschiedenen LHRH-Analoga wurden vergleichbare Ergebnisse bezüglich der Testosteronsuppression bei Verlaufskontrollen bis zu vier Jahren erzielt. So wurden Ergebnisse für Buserelin, intranasale Sprays (Jacobi et al. 1987; de Jong et al. 1987), Leuprolide, tägliche subkutane Injektion (Glode u. Smith 1987), Dekapeptyl, tägliche Injektion und Depot (Mathé et al. 1986; Jacobi et al. 1987) und Goserelin Depot (Debruyne et al. 1988) mitgeteilt.

In unserer Studie wurde der endokrine Status bei 182 Patienten über einen Zeitraum bis zu 36 Monaten bestimmt. Außerdem wurde bei fünf Patienten der 24-Stunden-Testosteronspiegel überwacht (nach 1-, 3- und 6monatiger Therapie am jeweils 28. Tag einen Tag vor der nächsten Depotinjektion). Die Ergebnisse zeigen einen konstanten Serum-Testosteronspiegel auf Kastrationsniveau ohne Fluktuation.

Diese Befunde stehen im Gegensatz zu den Befunden von Kerle et al. (1984), die 250 µg Goserelin Depot in zweimaligen täglichen Injektionen über eine Woche und anschließend 250 µg/Tag verabreichten. Sie fanden eine vorübergehende Zunahme von LH und Testosteron ungefähr zwei Stunden nach Injektion. Es ist jedoch anzunehmen, daß diese Schwankungen ein dosisabhängiges Phänomen wiedergeben.

Bei der Anwendung von anderen LHRH-Präparaten haben Glode u. Smith (1987) – wie in unserer Studie – ebenfalls einen konstanten Testosteronspiegel bis zum Kastrationsniveau beobachtet. Als Schlußfolgerung aus diesen endokrinologischen Untersuchungen können wir sagen, daß nach einem anfänglichen Anstieg des Testosterons innerhalb von vier Tagen nach Therapiebeginn eine Abnahme bis zum Kastrationsniveau innerhalb von 2–4 Wochen zu beobachten ist.

Während der langfristigen Verlaufskontrollen wurde weder eine Zunahme noch ein Reboundphänomen oder Schwankungen im Serumtestosteronspiegel beobachtet.

Subjektives Ansprechen, Akzeptanz und Toleranz

Das subjektive Ansprechen auf die LHRH-Behandlung beim metastasierenden Prostatakarzinom kann bezüglich der symptomatischen Besserung und Verringerung der Beeinträchtigung des täglichen Lebens durch die Krankheit abgeschätzt werden.

Ungefähr 50% der Patienten mit metastasierendem Prostatakarzinom hatten zum Zeitpunkt der Diagnose Beschwerden. Von ihnen zeigten 70% eine Besserung der Symptome nach Beginn der LHRH-Therapie.

Eine symptomatische Besserung beinhaltet meist das partielle, häufiger aber das komplette Verschwinden von Knochenschmerzen, eine Verringerung der Beschwerden beim Wasserlassen und die Verbesserung der allgemeinen Kondition der Patienten mit ausgeprägten Metastasen. Diese Besserungen treten meistens innerhalb von 2–6 Wochen nach Therapiebeginn ein.

Die meisten publizierten Studien umfassen jedoch nur Patienten auf einer mäßigen bis guten Leistungsskala. In unserer Studie sind z. B. weniger als 15% der

Patienten auf WHO-Niveau 2 (weniger als 50% im Bett während des Tages), 10,6% auf WHO-Niveau 3 (mehr als 50% im Bett während des Tages) und keiner der Patienten ist total bettlägerig. Die subjektive Ansprechbarkeit, die wir in unserer Studie beobachtet haben, weicht wahrscheinlich von der in einer allgemeinen Population von Prostatakarzinompatienten ab, aber es bleibt fraglich, ob Patienten in schlechtem Allgemeinzustand primär allein mit LHRH-Analoga behandelt werden sollten.

Die Akzeptanz dieser Therapieform scheint bei den Patienten ausgezeichnet zu sein.

Da die LHRH-Analoga keine Eiweißmoleküle sind, werden sie bei oraler Einnahme schnell abgebaut. Darum können diese Präparate nur subkutan oder intranasal verabreicht werden. Für eine ausreichende Testosteronsuppression müssen täglich 2–4 intranasale Dosen oder 3 subkutane Injektionen gegeben werden. Obwohl in verschiedenen Untersuchungen eine exzellente Compliance nachzuweisen war, ist jedoch anzunehmen, daß die Compliance insbesondere bei älteren Patienten bedeutend abnimmt.

Depotpräparate lösen dieses Problem. Erfahrungen mit monatlichen Depotinjektionen von LHRH-Analoga, die eine optimale Therapiezuverlässigkeit außerhalb klinischer Studien gewährleisten, liegen heute umfassend vor. Vergleichbare Ergebnisse können ebenfalls von dem neuerlich entwickelten dreimonatlichem Depotpräparat erwartet werden. Es ist auch deutlich geworden, daß die Patienten Depotpräparate bevorzugen und daß diese Therapieform mit einem höheren Grad einer langfristigen Akzeptanz verbunden ist (Lunglmayr u. Girsch 1987).

Objektives Ansprechen

Die objektive Ansprechrate unterscheidet sich in den verschiedenen Untersuchungsserien voneinander, da unterschiedliche Kriterien herangezogen wurden. Tabelle 2 zeigt die EORTC-Responsekriterien. Obwohl die Unterschiede mit anderen Klassifikationen, wie z. B. dem National Prostate Cancer Program (NPCP-USA) oder der British Prostate Cancer Group, minimal erscheinen, ist ein Vergleich zwischen den Studien nicht möglich. Es wird jedoch heute allgemein akzeptiert, daß ein stabiler Krankheitsverlauf nicht als Remission bezeichnet werden darf. Dadurch kann man eine Kategorie von Patienten in allen Klassifikationen definieren, die eine objektive Remission haben, wobei die Remission von Knochenmetastasen jedoch ein Problem bleibt. Das Knochenszintigramm ist nicht geeignet, eine Remission nach oben genannten Kriterien zu objektivieren. Dies erklärt die Variationen in den Prozentsätzen der objektiven Ansprechrate in den verschiedenen Studien. Die in der Literatur berichtete, objektive partielle Remissionsrate variiert zwischen 30 und 50%. Bei 30–40% konnte der Krankheitsverlauf stabilisiert werden. In unserer Studie (Debruyne et al. 1988) wurde eine objektive partielle Ansprechrate bei 54% der Patienten erreicht. 25% unserer Patienten hatten einen stabilen Krankheitsverlauf während der ersten sechs Therapiemonate. Dies bedeutet, daß zwischen 20 und 30% der Patienten, deren Prognose vor Therapiebeginn bereits schlecht ist, überhaupt keine Reaktion zeigen. Diese Patienten haben hormonresistente Tumoren und würden auch auf andere Formen einer hormonellen Manipulation nicht ansprechen (Isaacs

Tabelle 2. EORTC-Kriterien für das Ansprechen bei Prostatakarzinom

---

Vollständige objektive Regression durch folgende Erscheinungen:
- Abnahme des Prostatavolumens um 30% und mehr (festgestellt durch Ultraschallmessung),
- Verschwinden aller Schäden durch Metastasen,
- Verschwinden aller vorher vorhandenen Knochenschäden,
- Rückkehr der erhöhten sauren Phosphatase zum Normalwert.

Teilweise objektive Regression durch folgende Erscheinungen:
- Keine Zunahme der Größe des Primärtumors, die ausreicht, um eine objektive Progression anzuzeigen;
- 50%ige Abnahme aller Schäden durch Metastasen, festgestellt durch wenigstens 2 Beobachtungen im Abstand von 4 Wochen;
- Abnahme der erhöhten sauren Phosphatase um wenigstens 50%;
- keine Verschlechterung des gegenwärtigen Befindens und keine Zunahme der Schmerzen;
- kein Auftreten neuer Schäden.

Keine Änderung oder Persistenz der Krankheit, wenn beim Patienten weder eine Progression noch ein vollständiges oder teilweises Ansprechen festzustellen ist.

---

et al. 1986). Außerdem wird bei einer nicht geringen Zahl von Patienten die Krankheit nach einem initialem Ansprechen oder nach einer Stabilisierung fortschreiten. Diese Beobachtung unterscheidet sich nicht von anderen Antiandrogentherapieformen und spiegelt die Heterogenität der meisten Prostatakarzinome wider, die aus androgenabhängigen und androgenunabhängigen Zellklonen bestehen. Eine Progression wird bei 20–30% der Patienten im 1. Jahr und bei 60% nach 2jähriger antiandrogener Therapie beobachtet.

Wir selbst haben 57 Patienten mit Goserelin Depot Monotherapie behandelt. Bei 60% dieser Patienten, die vorher einen Therapieeffekt gezeigt hatten, schritt die Krankheit fort. Nachdem die Nichtresponder hinzugerechnet wurden, lag der Anteil bei 68%. Die mittlere Zeit bis zur Progression betrug 10,4 bzw. 8,2 Monate. Diese Daten und das Fehlen einer kompletten klinischen Remission zeigen, daß unabhängig von der Art der androgenen Manipulation lediglich eine palliative und vorübergehende Wirkung bei der Behandlung von metastasierenden Prostatakarzinomen erwartet werden kann.

Toxizität und Nebenwirkungen

Wie vorher schon erwähnt, wird die LHRH-Therapie – insbesondere mit den Depotpräparaten – gut vertragen. Es ist anzunehmen, daß die meisten Patienten diese Therapieform einer chirurgischen Kastration vorziehen (Lunglmayr u. Girsch 1987).

Nebenwirkungen und Toxizität sind minimal. Es werden weder lokale, systemische, hämatologische, biochemische oder pathologische Veränderungen beobachtet. In unserer Studie wurden z.B. mehr als 2500 monatliche Goserelin Depot-Injektionen verabreicht und nur bei etwa 0,05% kam es zu einer milden lokalen Intoleranz (Schmerzen, Schwellung oder Rötung). Antikörper gegen Goserelin Depot wurden nicht festgestellt (van Cang u. Opsomer 1987). Progressive, kardiovaskuläre oder thromboembolische Komplikationen, die in Beziehung zur LHRH-Therapie standen, wurden nicht beobachtet.

Alle berichteten Nebenwirkungen werden durch die Änderungen des Testosteronspiegels beobachtet. Die initiale Zunahme des Testosterons während der ersten Behandlungswoche mit LHRH-Analoga wird für das in manchen Studien beschriebene Flare-up-Phänomen verantwortlich gemacht. Die Sorge über eine Exazerbation der Krankheit oder einer Zunahme der krankheitsbedingten Symptome war beträchtlich, als Waxman et al. (1983) eine vorübergehende Zunahme von Knochenschmerzen bei 16 von 17 symptomatischen Patienten berichteten. Spätere Studien (Smith 1984; Leuprolide Study Group 1985; Debruyne et al. 1988) zeigten aber, daß das subjektive „flare-up" bei weniger als 10% der Patienten auftritt und eine symptomatische Erleichterung bei fast allen Patienten anschließend gesehen wird.

Ein objektives „flare-up" mit schneller Progression der Metastasen wird in den ersten 2 Wochen der LHRH-Therapie kaum beobachtet.

Obwohl die akute Rückenmarkskompression beschrieben wurde, bleibt dieses Phänomen mehr eine Ausnahme. Millsteat (1987) berichtete über eine subjektive und objektive Flare-up-Rate von etwa 4,25% bei mehr als 800 Patienten. Es sind folglich keine signifikanten klinischen Probleme im Sinne einer Krankheitsexazerbation während der ersten Behandlungswoche zu erwarten, jedoch ist es zu empfehlen, Patienten mit lebensbedrohlichen Metastasen (z. B. Harnleiterobstruktion) oder drohenden neurologischen Komplikationen nicht nur mit LHRH zu behandeln (Schröder et al. 1987).

Alle Nebenwirkungen während einer langfristigen Therapie werden durch den niedrigen Testosteronspiegel verursacht. Alle Patienten äußern Libidoverlust, beeinträchtigte Erektion und Impotenz.

Hitzewallungen spiegeln etwa bei 50% der Patienten eine weitere Folge des Testosteronentzuges wider. Bei einigen Patienten werden Gynäkomastie mit Brustschmerzen beschrieben (van Cang u. Opsomer 1987).

Aus den beschriebenen Phase-II-Studien kann man schließen, daß LHRH eine sichere und effektive hormonelle Therapie bei der Behandlung von Patienten mit lokal fortgeschrittenen und metastasierenden Prostatakarzinomen, die einer kurativen Therapie nicht zugänglich sind, darstellt. Die objektive und subjektive Ansprechbarkeit ist mit der hormonellen Standardtherapie des Prostatakarzinoms vergleichbar (Östrogene und Kastration).

Phase-III-Studie mit LHRH-Analoga

In einer Phase-III-Studie wird eine neue Therapieform mit einer anerkannten Standardtherapie mittels einer prospektiven, randomisierten Studie verglichen. Nur einige Phase-III-Studien sind heute veröffentlicht worden, in denen LHRH-Agonisten mit bilaterarer Orchiektomie verglichen wurden. Die Leuprolide Study Group (1985) hat 1 mg Leuprolide subkutan 1× täglich mit 3 mg Diethylstilböstron oral täglich verglichen. Leuprolide zeigte einen mit DES völlig äquivalenten Therapieeffekt, hat aber bedeutend weniger Nebenwirkungen. Emtage (1987) führte eine randomisierte Studie mit monatlichen Goserelin Depot-Injektionen und 3 mg DES durch und kam zu gleichen Ergebnissen. Die randomisierte Studie von Peeling

(1987) an 292 Patienten in der 148 mit monatlich Goserelin Depot und 144 mit bilateraler Orchiektomie behandelt wurden, zeigte keinen Unterschied zwischen beiden Gruppen hinsichtlich subjektiver bzw. objektiver Ansprechbarkeit und geschätzter Überlebenswahrscheinlichkeit. Die mit Goserelin Depot behandelte Gruppe wies außerdem keine lokalen Komplikationen auf, während bei 8% der orchiektomierten Gruppe skrotale Probleme auftraten. In der Frühanalyse der von Parmer et al. (1987) durchgeführten randomisierten Studie mit Dekapeptyl und Orchiektomie konnten ebenfalls keine Unterschiede im Hinblick auf Ansprechbarkeit, Überlebensrate und Nebenwirkungen beobachtet werden.

Wie bereits aus den früheren Untersuchungen zu erwarten war, konnten diese Studien keine Unterschiede zwischen der Behandlung mit LHRH-Agonisten, androgener Suppression durch DES oder bilaterarer Orchiektomie objektivieren. Außerdem veröffentlichte die EORTC-GU-Group eine Studie, die bei Patienten mit metastasierendem Prostatakarzinom keinen statistisch signifikanten Unterschied zwischen der Behandlung mit DES, bilateraler Orchiektomie, Estramustin (Estracyt) oder Medroxyprogesteronazetat (MPA) nachweisen konnte (Robinson und Hetherington 1986). Hiermit kann man sagen, daß die LHRH-Monotherapie bei der Behandlung des fortgeschrittenen Prostatakarzinoms ebenso effektiv ist wie andere hormonelle Therapieformen.

Ferner kann aus diesen Ergebnissen gefolgert werden, daß von den LHRH-Analoga kein Nutzen zu erwarten ist, wenn sie in zweiter Linie als hormonelle Therapie bei einer Progression der Erkrankung angewendet werden. Dies konnten Smith et al. (1985) bestätigen. Sie sahen keine positive Wirkung der LHRH-Therapie bei Patienten mit progressiver Krankheit nach Orchiektomie oder DES-Behandlung.

Schlußfolgerung

In den letzten 5 Jahren hat die Entwicklung von LHRH-Agonisten das therapeutische Arsenal für die Behandlung des metastasierenden Prostatakarzinoms deutlich erweitert. Ihre Einnahme bewirkt eine kontinuierliche, sichere und totale testikuläre androgene Blockade bis zum Kastrationsniveau. In dieser Hinsicht bedeutet die LHRH-Analogatherapie einen klinischen Durchbruch und stellt eine äußerst wertvolle Alternative zur hormonellen Standardtherapie – insbesondere zum Östrogen oder zur chirurgischen Kastration – dar. Dabei sind die Nebenwirkungen der LHRH-Therapie minimal oder fehlen sogar ganz, wobei eine schnellere Akzeptanz und Toleranz bei den Patienten erreicht wird. Dies steht im Gegensatz zur Toxizität der Östrogene und zu den psychologischen Hemmungen gegenüber der bilateralen Orchiektomie. Die Einführung von Depotpräparaten hat die Patienten-Compliance bis zu 100% erhöht. Ein weiterer Vorteil bei der Behandlung mit LHRH-Analoga ist die Umkehrbarkeit der Therapie. Dies bedeutet, daß bei einer Wirkungslosigkeit der Behandlung nach drei bis sechs Monaten die Therapie sofort abgebrochen werden kann. Die Nebenwirkungen, die auf dem Testosteronentzug beruhen, verschwinden dann, und Libido und Potenz kehren zurück. In dieser Hinsicht kann die LHRH-Therapie auch angewendet werden, um die Hormonansprechbarkeit eines Prostatakarzinoms und seiner Metastasen zu prüfen. Außerdem können Patienten, die auf LHRH ansprechen, mit einer Orchiektomie behandelt werden, wenn ihnen die monatlichen Injektionen widerstreben. Dies kann wahrscheinlich nur bei einer geringen Zahl der Patienten der Fall sein. Die LHRH-Monotherapie ist eine wertvolle, effektive, sichere und schnell akzeptierte hormonelle Therapie der ersten Linie bei Patienten mit lokal fortgeschrittenem und metastasierendem Prostatakarzinom.

Literatur

Ahmann FR, Citrim DL, de Haan HA, et al (1987) Goserelin Depot, a sustained-release, monthly luteinizing hormone-releasing hormone analogue for the treatment of advanced prostate cancer. Clin Oncol 6:912–217

Ahmed SR, Brooman PJC, Shalet SM, et al (1983) Treatment of advanced prostatic cancer with LHRH analogue ICI 11630: clinical response and hormonal mechanism. Lancet II:415–416

Belanger A, Auclair A, Ferland L, et al (1980) Time course of the effects of treatment with a potent LHRH agonist on testicular steroidogenesis and gonadotropin levels in the adult rat. Steroid Biochem 13:191–199

Blackard CE (1985) The Veterans Administration Cooperative Urological Research Group study of carcinoma of the prostate: a review. Cancer Chemother 59:225–227

Borgmann V, Hardt W, Schmidt-Gollwitzer M, et al (1982) Sustained suppression of testosterone production by the luteinising-hormone releasing hormone agonist buserelin in patients with advanced prostatic carcinoma. A new therapeutic approach. Lancet II:1097–1098

Clayton RN, Katikineni M, Chan V, et al (1980) Direct inhibition of testicular function by gonadotropin releasing-hormone: mediation by specific gonadotropin releasing-hormone receptors in interstitial cells. Proc Nat Acad Sci 77:4499–4506

Debruyne FMJ, Denis L, Lunglmayer G, et al (1988) Long-term therapy with a depot LHRH analogue („Goserelin Depot") in patients with advanced prostatic carcinoma. J Urol 140:775–777

de Jong FH, Schroeder FH, Lock MTWT, et al (1987) Effects of long term treatment with the LHRH analogue buserelin on the pituitary-testosterone axis in men with prostatic carcinoma (PCA). In: Klijn JGM, Paridaens R, Foekkens JA (eds) Hormonal manipulation of cancer: peptides, growth factors and new (anti)steroidal agents. Raven, New York, pp 195–202

Emtage R (1987) A randomized trial comparing Goserelin Depot 3.6 mg depot with stilbestrol 3 mg/day in advanced prostatic cancer. Abstracts, ECCO vol 4, Madrid, 1987, p 102

Faure N, Lemay A, Laroche B, et al (1983) Preliminary results on the clinical efficacy and safety of androgen inhibition by an LHRH agonist alone or combined with an antiandrogen in the treatment of prostatic carcinoma. Prostate 4:610–624

Glashan RW, Robinson MGR (1981) Cardiovascular complications in the treatment of prostatic cancer. Br J Urol 53:624–627

Glode LM, Smith JA Jr (1987) The leuprolide study group: long-term suppression of luteinizing hormone, follicle-stimulating hormone and testosterone by daily administration of leuprolide. J Urol 137:57–60

Hierowski MT, Altamirano P, Radding TW, et al (1983) The presence of LHRH-like receptors in Dunning R-3327-H prostate tumors. FEBS Lett 154:92–96

Huggins C, Hodges CV (1941) Studies on prostatic cancer I. Effect of castration, of estrogen and of androgen injection on serum phosphatases in metastatic carcinoma of the prostate. Cancer Res 1:293–2997

Isaacs JT (1986) New principles in the management of prostatic cancer. In: Schröder FH, Richards ED (eds) Therapeutic principles in metastatic prostate cancer. Liss, New York, pp 783–39

Jacobi GH, Wenderoth VK, Ehrenthal W, et al (1987) Endocrine and clinical evaluation of 107 patients with advanced prostatic carcinoma under long term perinasal buserelin or intramuscular decapeptyl depot treatment. In: Klijn JGM, Paridaens R, Foekkens JA (eds) Hormonal manipulation of cancer: peptides, growth factors and new (anti)steroidal agents. Raven, New York, pp 235–248

Kastin AJ, Schally AV, Gual C, et al (1969) Stimulation of LH-release in men and women by LH-releasing hormone purified from poreine hypothalimi. J Clin Endocrinol Metab 29:1046

Kerle D, Williams G, Ware H, et al (1984) Failure of long term luteinising hormone release hormone treatment for prostatic cancer to suppress serum luteinising hormone and testosterone. Br Med J 289:468–469

Klijn JGM, de Jong FH, Lamberts SJW, et al (1984) LHRH Agonist treatment in metastatic prostatic carcinoma. Eur J Cancer Clin Oncol 20:483–486

Leuprolide Study Group (1985) Leuprolide versus diethylbestrol for metastatic prostate cancer. N Engl J Med 331:1281–128

Lunglmayr G, Girsch E (1987) Patient choice in the treatment of advanced prostate cancer. In: Chisholm GD (ed) Goserelin Depot, a new treatment for prostate cancer. Royal Society of Medicine, London, pp 46–51 (International congress and symposium series 125)

Mathé G, Schally AV, Comaru-Schally AM, et al (1986) Phase II trial with D-Trp-6-LH-RH in prostatic carcinoma: comparison with other hormonal agents. Prostate 9:327–342

Milsted RAV (1987) A review of international experience with LHRH agonist „Goserelin Depot" in prostatic carcinoma. J Endocrinol Invest (Suppl) 10:18–23

Parmar H, Edwards L, Philipps RH, et al (1987) Orchiectomy versus long-acting D-Trp-6-LHRH in advanced prostatic cancer. Br J Urol 59:248–254

Pedroza E, Vichez-Martinez JA, Coy DH, et al (1980) Reduction of LHRH pituitary and estradiol binding sites by a superactive analogue of luteinizing-hormone releasing hormone. Biochem Biophys Res Commun 95:1056–1063

Peeling WB (1987) A phase III trial comparing ICI 118,630 (Goserelin Depot) with orchiectomy in the management of advanced prostatic cancer. In: Chisholm GD (ed) Goserelin Depot, a new treatment for prostate cancer. Royal Society of Medicine, London, pp 27–44 (International congress and symposium series 125)

Pinto H, Waschenberg BL, Linia FB, et al (1979) Evaluation of the gonadotrophic responsiveness of the pituitary to acute and prolonged administration of LH/FSH releasing hormone (LHRH) in normal females and males. Acta Endocrinol 91:1–6

Redding TW, Schally AV (1981) Inhibition of prostate tumor growth in two rat models by chronic administration of D-trip[6] analogue of luteinizing-hormone releasing hormone. Proc Nat Aca Sci 78:6509–6516

Robinson MRG, Hetherington J (1986) The EORTC studies: is there an optimal management for M1 prostatic disease. World J Urol 4:171–175

Sandow J, Von Rechtenberg W, Jerzabek G, et al (1978) Pituitary gonadotropin inhibition by a highly active analogue of luteinizing-hormone releasing-hormone. Fertil Steril 30:205–211

Santen RJ, Demers LM, Max DT, et al (1984) J Clin Endocrinol Metab 58:397–400

Schally AV, Arimura A, Baba Y, et al (1971) Isolation and properties of the FSH and LH releasing hormone. Biochem Biophys Res Commun 43:393–399

Schröder FH, Lock MTWT, Chadha DR, et al (1987) Metastatic cancer of the prostate managed by Buserelin (HOE 776) versus Buserelin plus cyproterone acetate (CPA). J Urol 137:912–918

Smith JA Jr (1984) Androgen suppression by a gonadotropin releasing hormone analogue in patients with metastatic carcinoma of the prostate. J Urol 131:1110–1111

Smith JA Jr, Glode LM, Wettlaufer JN, et al (1985) Clinical effects of gonadotropin-releasing hormone analogue in metastatic carcinoma of prostate. Urology 25:106–190

Swift AD, Crighton DB (1978) Release activity plasma elimination and pituitary degradation of synthetic luteinizing hormonal releasing hormone and its analogues. J Endocrinol 77:35–42

Tollis G, Ackman D, Stellos A, et al (1982) Tumor growth inhibition in patients with luteinizing hormone-releasing hormone agonists. Proc Nat Acad Sci 79:1658

van Cang PJ, Opsomer RJ (1987) Treatment of advanced carcinoma of the prostate with a depot luteinizing hormone releasing hormone analogue (ICI-118630). J Urol 137:62–64

Veterans Administration Cooperative Urological Research Group (1967) Treatment and survival of patients with cancer of the prostate. Surg Gynecol Obstet 124:1011–1018

Walker KJ, Nicholson RI, Turkes AO, et al (1983) Therapeutic potential of the LHRH agonist ICI 118630 in the treatment of advanced prostatic carcinoma. Lancet ii:413–415

Warner B, Worgul TJ, Drago J, et al (1983) Effect of very high dose d-leucine[6]-gonadotropin-releasing hormone proethylamide on the hypothalamic-pituitary testicular axis in patients with prostatic cancer. J Clin Invest 71:1842–1853

Waxman JH, Wass JAH, Hendry WF, et al (1983) Treatment of advanced cancer with buserelin analogue of gonadotropin releasing hormone. Br J Urol 55:737–741

Diskussion

1. Sitzung – Leitung: H. Frohmüller und G. Bartsch

G. Bartsch: In den nächsten 20 Minuten sollten wir zunächst die verschiedenen Beiträge erörtern und dann die zu erwartende generelle Diskussion anschließen. Ich glaube, zu dem ersten Beitrag erübrigt sich eine Diskussion. Somit gehen wir gleich über zum Vortrag von Herrn Wirth. Möchte jemand zu diesem Stellung nehmen oder gibt es generelle Anmerkungen zu diesem Vortrag?

F. H. Schröder: Die Rolle der Chemotherapie beim Prostatakarzinom ist gegenwärtig sehr umstritten, deshalb war ich sehr an Ihrer Übersicht interessiert. Ich gestehe, meine persönliche Ansicht ist pessimistischer als die Ihrige. Ich halte es nicht für den geeigneten Moment, die routinemäßige Anwendung der Chemotherapie in der Klinik als primäre Therapie in Kombination mit einem endokrinen Prinzip zu propagieren. Ich glaube, diese Behandlung sollte auf gut organisierte Untersuchungen beschränkt sein. Außerdem sollten wir die Suche nach effektiven Medikamenten nicht vernachlässigen, denn was wir generell von neuen Typen der adjuvanten Chemotherapie oder von unterstützender Chemotherapie in anderen Gebieten lernen, ist, daß wir beginnen, einen guten Adjuvanseffekt zu sehen, sobald wir eine objektive Erfolgsrate um 40% erreichen und nicht darunter; wir haben es beim Prostatakarzinom mit Erfolgsraten zu tun, die zumeist im Bereich von 20–30% liegen. Deshalb glaube ich, es wäre notwendig, mehr Phase 2-Studien vorzunehmen. Dann erhebt sich unmittelbar die Frage, wie dies möglich ist. Es ist außerordentlich schwierig, diese Phase 2-Studien durchzuführen, da wir bisher nur solche Patienten in diese Studien aufnehmen, die meßbare Metastasen besitzen. Ich denke, wir sollten hier unsere Politik vielleicht ein wenig ändern und Phase 2-Studien auch dann durchführen, wenn solche meßbaren Läsionen nicht vorhanden sind. Wie dann ein Ansprechen des Tumors auf die Therapie beurteilt werden kann, müßte noch festgelegt werden. Aber vielleicht sollten wir auch mehr Phase 3-Studien in dieser Situation vornehmen, denn es ist kein Problem, Patienten für solche Studien zu gewinnen, da zum gegenwärtigen Zeitpunkt keiner weiß, welche Behandlung die beste ist, und es mag leichter sein, vergleichende Studien zu erheben als eine Phase 2-Studie, in der nur Patienten mit nachweisbaren Läsionen aufgenommen werden. Dies würde außerdem das Problem vermeiden, das bei Beschränkung auf meßbare Läsionen in diesen Phase 2-Studien auftritt, daß nur Patienten mit Weichteilmetastasen behandelt werden. Dies ist problematisch, da aus zahlreichen früheren Publikationen bekannt ist, daß diese Patienten mit Weichteilmetastasen eine unterschiedliche Prognose im Vergleich zu Patienten mit vorwiegend Knochenmetastasen haben.

M. Wirth: Ich stimme Ihnen völlig zu. Wir müssen mehr Studien erstellen; ich erwähnte dies in meinem Beitrag. Jedoch meine ich, wir müssen außerdem bei Patienten mit einer geringeren Tumormasse Studien durchführen, weil wir mit der alleinigen Hormontherapie kaum mehr Fortschritte erzielen können. Diese Annahme wurde erhärtet durch die experimentellen Ergebnisse von Isaacs in dem *Dunning-Modell.* Ich glaube, daß Patienten, deren Tumoren sich bis zur Prostatakapsel ausgedehnt haben, mit oder ohne Lymphknotenmetastasen, in randomisierten Studien behandelt werden sollten, um die Wirksamkeit der Chemotherapie in diesem Stadium der Krankheit überprüfen zu können.

M. Eisenberger: Meiner Ansicht nach ist die Frage, ob eine Chemotherapie beim Prostatakarzinom durchgeführt werden sollte, schwierig zu beantworten. Ich denke, wir lernten in den vergangenen Jahren von den Arbeiten der Johns-Hopkins-Gruppe, daß ein Prostatakarzinom heterogen ist. Wegen der Heterogenität erwägt ein jeder die Chemotherapie. Wir wissen nicht, ob diese Entscheidung richtig ist. Ich persönlich glaube, daß die Chemotherapie allein nicht die Antwort auf Heterogenität sein wird.

R. Benson: Lassen Sie mich zu Beginn sagen, daß wir seit vielen Jahren den Dunning-Tumor als Modell für das Prostatakarzinom angewandt haben, um später Patienten mit Prostatakarzinom durch Chemotherapie behandeln zu können. Kliniker wie ich, die die Patienten betreuen, lernen aus bitteren Erfahrungen. Wir lernten, daß der Dunning-Tumor kein effektives Modell ist, um die Wirkung einer Chemotherapie auf das Prostatakarzinom vorherzusagen. Nun, warum ist das so? Als erstes muß angenommen werden, daß der Dunning-Tumor kein gutes Modell ist; zum zweiten könnte es auch sein, daß wir die Chemotherapie nicht unter optimalen Bedingungen anwenden. Da sind sicher noch weitere Faktoren, die wir nicht kennen. Höchstwahrscheinlich ist es eine Kombination solcher Faktoren. Ich würde Herrn Schröder zustimmen und glaube nicht, daß wir zu diesem Zeitpunkt bereits ein Arzneimittel hierfür haben. Wenn ich die Aufgabe hätte, ein Medikament zu wählen, um es bei einem Patienten mit Stadium D1-Erkrankung auszutesten, wüßte ich nicht, welches ich herauspicken sollte. Ich weiß es nicht und würde gerne Ihre Meinung dazu hören. In der South West Oncology Group testen wir nur Patienten mit zweidimensional meßbaren Metastasen, wie es auch von der EORTC praktiziert wird. Wir wählen solche Patienten, um vorläufige Ergebnisse über die Aktivität der Zytostatika zu erhalten. Wir führen keine Phase 2-Studie durch; wir erarbeiten randomisierte Phase 3-Studien. Wir wenden ein statistisches Muster an, das es uns ermöglicht festzustellen, ob zwei Arzneimittel tatsächlich unterschiedlich wirksam sind. Dies ist einer der Faktoren. Ich glaube, wenn wir eine ausreichende Wirkung in über 20% sehen, dann möchten wir dieses Medikament gegenüber einer Nichtchemotherapiekontrolle austesten, um zu sehen, ob dieses Chemotherapieprogramm wirklich nützlich ist. Das Kriterium ist hierbei die Überlebenszeit. Wir sprachen gerade darüber, ob Patienten mit meßbaren Läsionen eine schlechtere Prognose haben als solche, die keine solchen Metastasen aufweisen. Ich habe die Dias hier. Anstatt sie Ihnen zu zeigen, möchte ich Sie bitten, mir zu glauben. Wenn wir die Zeit bis zur Progression betrachteten und das Überleben der Patienten mit meßbaren Läsionen versus Patienten mit nicht zweidimensional meßbaren Metastasen, so fanden wir keine Unterschiede. Möglicherweise liegt das daran, daß die Chemotherapie bei dieser Erkrankung unwirksam ist. Aber wir fanden keinerlei Hinweise, daß Patienten mit meßbaren Weichteilmetastasen eine differente Prognose haben. Ich muß jedoch erwähnen, daß Patienten mit Lebermetastasen oder ausgedehnten Lungenmetastasen offensichtlich schlechter dran sind als solche mit nur einer supraklavikulären Lymphknotenmetastase oder pelvinen Lymphknotenmetastasen. Aber wir sehen das nicht, wenn wir über eine Patientenpopulation sprechen.

Bezugnehmend auf die früheren Ergebnisse, die Dr. Isaacs präsentierte, ist das wirklich nichts Neues innerhalb der Onkologie. Ein fundamentales Ergebnis der Zellbiologie des lokal wachsenden Karzinoms ist, daß die Zunahme des Tumorvolumens mit der Zunahme der Heterogenität der Tumorzellen korreliert und mit der Entwicklung biochemischer Therapieresistenzen einhergeht. Tatsächlich bin ich der Ansicht, daß die Entwicklung einer endokrinen Resistenz einiges gemeinsam hat mit der Resistenzerhöhung bei zytotoxischer Chemotherapie. Unseres Erachtens sollten gegenwärtig neue chemotherapeutischen Medikamente bei Patienten mit einem kürzlich diagnostizierten Stadium D2 mit extensivem Befall, die mit der endokrinen Behandlung eine sehr schlechte Prognose haben, untersucht werden. Dies ist gegenwärtig unsere Strategie in der South Western Oncology Group.

G. Bartsch: Ich persönlich glaube, es ist sehr schwer, vom theoretischen Ansatz her auf die praktische Chemotherapie beim Prostatakarzinom überzugehen. In solch einem langsam wachsenden Tumor wie dem der Prostata, wenn man eine Autoradiographie anfertigt, kann man tagelang ein Silberkorn suchen, das auf eine Zellproliferation hinweist. Ich meine, solche Tumorzellen wachsen kaum. Ich denke, es ist nicht wie beim Lymphom und meine, was jetzt wirklich wichtig ist, sind nicht eine Menge von Versuchen, sondern Grundlagenforschung um zu klären, was metastatisches Potential wirklich bedeutet, was Tumorinfiltration ist, und ich glaube, wir sollten nicht all unsere Zeit unseres akademischen Lebens mit der Anfertigung von Versuchen vertun.

M. Eisenberger: Das ist wahr, was den Krebs betrifft; ich glaube, wir müssen die Mechanismen der Progression bei endokriner Behandlung verstehen lernen. Ein sehr interessanter Befund – der von verschiedenen Institutionen berichtet wurde – ist, daß es eine verstärke Expression von verschiedenen Wachstumsfaktoren gibt, falls Patienten auf eine endokrine Manipulation versagen. In den Labors hat sich gezeigt, daß mehrere Inhibitoren dieser Wachstumsfaktoren in vivo und in vitro eine Wirkung entfalten, die zu einer Abnahme der Tumorzellen führt und die Überlebensrate der Tiere verlängert und das Absterben einzelner Tumorklone bewirkt. Diese Ergebnisse wurden hauptsächlich durch in vivo Experimente gefunden. Das National Cancer Institute (NCI) erprobt gerade ein neues Arzneimittel (übrigens ist es ein Medikament, das gegen die Schlafkrankheit, verursacht durch eine Fliege in Afrika, verabreicht wird), das ein sehr potenter Inhibitor von Tumorwachstumsfaktoren ist, und es produziert theoretisch eine Wirkung auf das Prostatakarzinom. Tatsächlich wurde ein Patient mit nachweisbaren Metastasen behandelt und es zeigte sich eine signifikante Wirkung. Zum jetzigen Zeitpunkt erprobt das NCI das Arzneimittel bei Patienten mit endokrin resistentem Protatakarzinom; ich kenne keine Zahlen, aber ich hörte, es scheint zu wirken. Das ist alles, was ich Ihnen berichten kann.

F. Lund: Eine deutsche Gruppe fand in den letzten 2 Monaten (es wurde noch nicht veröffentlicht) heraus, daß Knochen sehr sensitiv in bezug auf den androgenen Stoffwechsel sind, und wahrscheinlich haben Knochen einen sehr ähnlichen Stoffwechsel, oder vielleicht einen Stoffwechsel der gleich oder in einiger Hinsicht ähnlich ist der Prostata, und das ist wahrscheinlich eine Betrachtungsweise, um die Metastasierung in den Knochen zu erklären. Es ist die Suche danach, „Warum Prostatakarzinomzellen (z. B. in die Knochen) metastasieren".

F. Debruyne: Ich habe keine Einwände, aber eine Frage. Wir wissen vom Nierenzellkarzinom, daß es sehr resistent gegenüber chemotherapeutischen Arzneimitteln ist, und da haben wir eine ausgeprägte Expression eines multiplen Arzneimittelresistenzgenes. Ich möchte von Herrn Wirth wissen, ob irgendwelche Forschungsergebnisse vorliegen, die die Präsenz von multiplen Arnzeimittelresistenzgenen beim Prostatakarzinom beweisen?

M. Wirth: Mir sind keine solche Untersuchungen bekannt.

P. Faul: Ich habe eine Frage an Herrn Wirth und Herrn Schröder. Die meisten Patienten, die für die Chemotherapie vorgesehen werden, sind sehr alt und in schlechter klinischer Verfassung, und ich meine, wir sollten den Aspekt der Lebensqualität überdenken. Die meisten der Studien zeigten, daß die Polychemotherapie nicht besser als die Monochemotherapie ist, und ich möchte fragen, sehen Sie irgendeine Rechtfertigung gerade jetzt für die Polychemotherapie bei diesem Patientenklientel?

M. Wirth: Zur Linderung von Schmerzen kann man eine Monotherapie anwenden. Jedoch, wenn man die Chemotherapie bei Patienten mit einem Prostatakarzinom anwendet, sollte man dies nur in randomisierten Studien tun, denn es gibt keine eindeutigen Beweise dafür, daß man das Leben dadurch verlängert und es handelt sich deshalb um eine klinische Forschung.

F. H. Schröder: Ich habe nichts hinzuzufügen.

W. Jellinghaus: Ist es die Meinung des Auditoriums, daß Schmerzbehandlung durch chemotherapeutische Arzneimittel berechtigt ist? Ich glaube, die Frage lautet, können wir die Chemotherapie akzeptieren, um die Schmerzen unserer Patienten zu behandeln? Ich meine, es gibt bessere Medikamente das zu tun ohne Chemotherapie.

F. H. Schröder: Ich glaube nicht, daß wir im Moment bessere Medikamente haben. Wenn der Patient wirklich darniederliegt mit Schmerzen und er auf 15 mg/m^2 Mitomycin C, alle 6 Wochen verabreicht in ambulanter Behandlung, reagiert, dann, so meine ich, geht es dem Patienten besser als nach Gabe von Narkotika oder schweren, nicht-narkotischen Medikamenten, die ihn benommen machen und das Gegenteil von dem erreicht wird, was er eigentlich will. Deshalb würde ich völlig das Konzept der Chemotherapie in solchen Fällen unterstützen, wo immer es anwendbar ist, d. h. bei Patienten mit guter hämatopoetischer Toleranz, die nicht den exzessiven Typus von Erkrankung haben, der zu einem Ersatz des Knochenmarks durch den Tumor führt mit nachfolgender Leukozytopenie und Thrombopenie. Der Patiententyp, der die Behandlung gut toleriert, glaube ich, ist ein guter Kandidat für die Chemotherapie, aus rein palliativen Gründen.

G. Bartsch: Ich glaube, wir sollten das Thema wechseln und zum Beitrag von Herrn Benson überleiten. Gibt es Fragen oder Anmerkungen zu Herrn Benson?

F. H. Schröder: Verzeihen Sie mir, wenn ich wieder das Wort ergreife, aber ich investierte viel Zeit, um die Ergebnisse der Mayo Clinic in allen unterschiedlichen Versionen, soweit vorhanden, zu sichten, angefangen bei Dr. Meyers früherer Publikation bis hin zu der Publikation in CANCER und den kürzlichen Veröffentlichungen. Ich bin an diesem Thema interessiert, weil es unsere Politik ist, die Prostata im Stadium D1 zu belassen. Über Jahre führten wir Orchiektomien durch, und unsere mediane progressionsfreie Dauer bei operativer Entfernung der Prostata und sofortiger Orchiektomie liegt um 15% niedriger als die mediane progressionsfreie Dauer der Mayo Clinic. Meinem Gefühl nach sind bei den von der Mayo Clinic behandelten Patienten die prognostischen Faktoren innerhalb der Gruppe unausgewogen. Dies gilt insbesondere für die Patienten mit positiven Lymphknoten, die nicht sofort zusätzlich behandelt wurden. Die Daten gehen aus den Veröffentlichungen hervor, und wenn Sie sie einsehen, glaube ich, kommt man zu dem Schluß, daß einige der Differenzen mit der Verteilung der prognostischen Faktoren zu tun haben können. Ich glaube auch, daß diese ungleiche Verteilung prognostischer Faktoren die Differenzen in der allgemeinen Progressions- und Überlebensrate zwischen den Patienten, die in der Mayo Clinic-Serie behandelt wurden und jenen Gruppen, die die Prostata nicht operativ entfernen, erklären könnte. Ich denke, wir brauchen unbedingt bessere Informationen darüber, was wirklich sinnvoll ist, ob es eine palliative Behandlung ist oder ob die Entfernung der Prostata im Stadium D1 zur Heilung führt. Wenn man die ausgezeichnete Wirkung auf den primären Tumor durch endokrine Behandlung bedenkt, die in meinem Augen viel besser ist als die Wirkung auf die Metastasen, ist es nicht sehr sinnvoll, die Prostata zu entfernen, aber ich würde mich freuen, über gute Ergebnisse in diesem Bereich dazuzulernen.

R. Benson: Es ist keine Frage, die Ergebnisse, die wir vorstellten, sind fehlerhaft, weil sie nicht randomisiert sind, und wir haben das hingenommen. Dennoch, unsere klinischen Erfahrungen zeigen, daß eine Anzahl dieser Patienten mit lokaler invasiver Erkrankung in lokale Schwierigkeiten geraten. Ich glaube aber, daß zumindest aus unserer Erfahrung sich der Standpunkt vertreten läßt, daß aufgrund der niedrigen Komplikationen mit Inkontinenzraten um 2% und der Möglichkeit nervenschonender Operation, die Entfernung der Prostata zur lokalen Tumorkontrolle gerechtfertigt ist, unabhängig davon, ob die endokrine Behandlung ebenso gute Resultate erzielt. Ich persönlich glaube nicht, daß das zutrifft, obwohl – um es nochmals zu sagen – bisher niemand diese spezielle Studie vornahm. Wenn wir die Anzahl von positiven Lymphknoten im Verhältnis zur Überlebensrate der Patienten nach Orchiektomie betrachten, scheint keine Korrelation zu bestehen. Nochmals, es könnte ebenfalls mit der Anzahl der Patienten zu tun haben, aber wir betrachteten alle berichteten Ergebnisse und sahen keine Resultate, die der Überlebensrate unserer Patienten überlegen waren.

G. Bartsch: Keine weiteren Fragen? Dann gehen wir über zu den letzten beiden Beiträgen von Herrn Eisenberger und Herrn Lund. Ich persönlich glaube, daß diese

Referenten gute Neuigkeiten für unsere Patienten ankündigten. Ich meine, die heutige Therapie zur Behandlung von Prostatakarzinomen besteht nicht nur in der Herabsetzung der LH-Sekretion und der Verabreichung von Östrogen mit seinen diversen Nebenwirkungen. Zu Zeiten, wenn gute endokrine Modalitäten vorliegen (wir erreichen dies sogar mit ausschließlicher Orchiektomie), glaube ich, sollten wir alle Arten von Östrogentherapie vermeiden. Gibt es Fragen an Herrn Eisenberger und an Herrn Lund?

J. E. Altwein: Ich möchte wissen, empfehlen Sie oder erwägen Sie den alleinigen Gebrauch von Flutamid, oder verabreichen Sie es immer in Kombination mit der Orchiektomie oder mit einem Analogon?

M. Eisenberger: Gut, das ist eine Schlüsselfrage, glaube ich. Ich werde sie nicht definitiv beantworten können, weil ich nicht glaube, daß es bisher ausreichende Ergebnisse gibt, in denen Flutamid als Monotherapie mit einer Standardbehandlung verglichen wurde. Wir kennen keine Gegenüberstellung von alleinigem Flutamid mit LH-RH plus Flutamid. Es wurde bisher nicht praktiziert. In der NCI-Studie, die bei diesem Treffen vorgestellt wurde, war zu sehen, daß es einen statistisch signifikanten Vorteil in beidem, der Progressions- und Überlebensdauer gab. Sie hörten auch von etwa 25% mittlerer Lebensverlängerung bei LH-RH plus Flutamid. Ich bin der Ansicht, im Falle von Flutamid hat die Folge der Elevation des Testosteron im Plasma nichts damit zu tun, ob das Arzneimittel eine Wirkung zeigt oder nicht. Ich glaube, der wichtige Faktor ist hier die Menge von Dihydrotestosteron im Gewebe. Was wirklich wichtiger ist, weiß ich nicht, aber meiner Meinung nach ist das das Schlüsselelement, weil es dasjenige ist, welches den Aktionsmechanismus von Flutamid reflektiert. Die Ergebnisse, die Sie bisher aus den USA und Europa sahen, empfahlen Flutamid als Monotherapie als ebenso effektiv wie 1 mg oder 3 mg DES. Aus meiner Sicht ist für Patienten mit erhaltener Potenz und für die, für die sexuelle Potenz in bezug auf ihre Lebensqualität sehr wichtig ist, die Therapie mit Flutamid eine vernünftige Alternative. Ich habe andererseits auch erkannt, daß wir mehr klinische Versuche brauchen, um definitiver zeigen zu können, ob die Monotherapie mit Flutamid genauso effektiv ist wie die Standardbehandlungen. Ich würde Sie aufrufen, das zu tun, was wir bei der Chemotherapie machen. Überweisen Sie die Patienten zu klinischen Versuchen, die diese Frage beantworten können.

F. H. Schröder: Ich habe zwei Fragen an Herrn Lund. Mir fiel auf, daß die von Ihnen beobachteten Nebenwirkungen in Ihrer Studie mit Flutamid sehr moderat waren. Kürzlich verschaffte ich mir einen Überblick über die gesamte Literatur zu diesem Thema und fand sehr diskrepante Ansichten über die Nebenwirkungen. Ich habe außerdem unsere eigenen EORTC-Daten von mehr als 150 Patienten durchgesehen, und ich finde, die Nebenwirkungen sind insgesamt moderat mit Ausnahme von drei Fällen, die ein hepatitisähnliches Syndrom zeigten und bei denen die Behandlung abgesetzt werden mußte. Haben Sie eine Antwort darauf, warum in der Literatur über Flutamid die Angaben über Nebenwirkungen so unterschiedlich sind? Das wäre die erste Frage.

Die zweite Frage ist: das wirklich Neue Ihrer Studie ist, daß wir erfuhren, Plasmatestosteron steigt nicht so an, wie es bei Ratten und Hunden beobachtet wurde. Meiner Meinung nach bleiben Patienten mit einem reinen Antiandrogen potent, weil zum Zeitpunkt der Gabe der Level von Plasmatestosteron ausreichend ansteigt, um die Potenz zu erhalten und die Dosen des verabreichten reinen Antiandrogens übersteigt. Nun zeigen Sie erstmalig in einer Langzeitstudie, daß über 1 Jahr hinweg die Plasmatestosteronspiegel sich zumindest stabilisieren und offensichtlich sogar langsam abnehmen. Ich bin jedoch sehr irritiert über die ausgeprägten Standardabweichungen, die Sie bezüglich der Plasmatestosteronspiegel der Flutamidgruppe zeigten, weil diese Standardabweichungen anzeigen müssen, daß es doch einige Patienten mit übermäßig hohem Plasmatestosteronwert gibt. Ich möchte wissen, ob dies die Patienten sind, die den größten Gewinn im Bereich der Potenz erlangen und ob das in irgendeiner Weise in Wechselbeziehung mit der Progression steht.

F. Lund: Ein Grund, warum wir sehr wenig ausgeprägte Nebenwirkungen gefunden haben, könnte gewesen sein, daß wir voreingenommen waren in dem Sinne, daß Herr Rasmussen und ich die Patienten persönlich interviewt hatten. Dies war in Wirklichkeit jedoch nicht der Fall. Wir interviewten die Patienten nicht persönlich während der Verlaufskontrolle. Diese Interviews wurden von mehreren Ärzten unserer Klinik vorgenommen. Ich kann nicht erklären, warum wir so wenig Nebenwirkungen fanden. Wir suchten nach ihnen, weil wir besonders an den toxischen Nebenwirkungen interessiert waren. Ich kenne zwei andere Fälle mit Hepatitis, d. h. insgesamt sind es 3 Patienten mit toxischer Hepatitis, alle 3 waren reversibel.

Natürlich, jedes potente Arzneimittel dürfte einige Nebenwirkungen haben, aber zumindest in unserem Bereich verlasse ich mich sehr auf Flutamid als eines der weniger toxischen Medikamente, die ich kenne. Der Testosteronspiegel, insbesondere die Differenz in der Abweichung zwischen der Flutamid- und der Östrogengruppe, verursacht uns einiges Kopfzerbrechen. Ich kann es wirklich nicht erklären und meine, Sie mögen recht haben, eine Gruppe mit einer hohen Testosteronkonzentration herauszupicken, es könnte diejenige sein, die durch die Antiandrogentherapie einen Vorteil hätte. Und ich glaube, es ist Sache der EORTC, eine solche Subgruppe für Ihr kommendes Projekt zu wählen.

Diskussion

2. Sitzung – Leitung: R. Nagel und F. H. Schröder

R. Nagel: Bevor wir die Round-table-Diskussion eröffnen, wollen wir über 3 Beiträge der letzten Sitzung diskutieren. Haben Sie Fragen?

F. H. Schröder: Ich möchte eine Frage direkt an Herrn Eisenberger richten: Wie groß ist der Anteil der Patienten, die bei der Verlaufskontrolle verloren gingen und sind sie gleichmäßig in beiden Gruppen verteilt?

M. Eisenberger: 99 % der in die Studie aufgenommenen Patienten wurden ausgewertet; keiner von ihnen ging während der Verlaufskontrolle verloren.

F. H. Schröder: Die zweite Frage lautet: Haben wir eine Kontrolle? Haben wir Plasmatestosteronwerte in der Leuprorelingruppe und sind wir sicher, daß da keine Korrelation zwischen Progression und höheren Plasmatestosteronwerten besteht, die in Richtung eines Complianceproblems weist?

M. Eisenberger: Alles, was wir vor der Behandlung haben, sind die Testosteronwerte, die in den lokalen Institutionen untersucht wurden, und mir liegen diese Werte noch nicht vor. Dagegen haben wir Testosteronwerte im Verlauf der Behandlung bestimmt, um die Compliance zu überprüfen. Was ich Ihnen von vorläufigen Analysen der statistisch signifikanten, repräsentativen Daten sagen kann ist, daß es nicht scheint, als ob ein größeres Complianceproblem vorliegt. Dies sind nur vorläufige, aber sehr wichtige Ergebnisse.

F. H. Schröder: Wir interpretieren Sie Ihre Daten in Hinsicht auf die sehr ähnlichen EORTC-Studien und der Gruppe von Herrn Iversen, in denen die einzige Differenz wirklich im Ersatz von Leuprorelin durch Kastration besteht?

M. Eisenberger: Gut, zu allererst, unsere Studie ist ausgereifter, nicht was den Zeitfaktor angeht, aber was das Verhältnis der Patienten betrifft, die nachuntersucht wurden bis ein Therapieversagen vorlag oder bis sie starben. Wir erreichten bereits mittlere Überlebensraten. Es gibt zwei wichtige Betrachtungen. Erstens glaube ich, bei Herrn Iversens Studie wurden nur ein Drittel der Patienten im Vergleich zu unserer Studie behandelt. Zweitens, die mittlere Überlebensrate in der Studie wurde bisher nicht erreicht. Wie ich erwähnte, war unser ursprüngliches Ergebnis, bevor wir eine mittlere Überlebensrate erreichten, ebenfalls negativ. Dies entstand einfach durch eine Wahrscheinlichkeitsberechnung, jemals eine Differenz zwischen den Gruppen zu beobachten. Unsere Statistiker schworen, es würde nicht passieren, aber es geschah. Deshalb möchte ich wirklich warnen vor Interpretationen klinischer Studien zu einem Zeitpunkt, bevor die mediane Überlebensrate erreicht wird. Ich halte die Studie von Herrn Iversen für sehr wichtig und versuche mich nicht in die Defensive zu bringen, weil wir unseren Resultaten trauen. Wir wollen wirklich kritisch beobachten, was in der Welt vorgeht in bezug auf die kombiniert endokrinen Manipulationen. Ich möchte die Studie sehen, an der so viele Patienten wie möglich beteiligt sind, so daß wir die Wahrscheinlichkeit von Voreingenommenheit in jedem Fall durch sehr lange Verlaufskontrollen verringen können. Das ist nicht der Fall bei unserer Studie. Ich weiß nicht, ob unser Versuch zeigen wird, daß Leuprorelin plus Flutamid der „goldene" Standard zur Behandlung des Prostatakarzinoms ist. Aus unserer Sicht ist dies eine positive Studie, aber wir möchten mehr Ergebnisse vorliegen haben. Wir möchten mehr Ergebnisse weltweit sehen, die zeigen, daß kombiniert endokrine Manipulationen tatsächlich überlegen sind. Vielleicht möchte Herr Benson etwas dazu ergänzen?

R. Benson: Nein, im wesentlichen stimme ich zu, und ich glaube, wenn wir alle ehrlich sind, würden wir zugeben, daß wir niemals vermutet hätten, als wir anfänglich das Problem beleuchteten, daß das Resultat das sein wird, das es ist. Hätten wir überhaupt irgendeine Voreingenommenheit gehabt, so wären wir überzeugt gewesen, daß sich keine Differenz ergibt. Ich meine, wir haben uns vergewissert, daß diese Kurven echt sind, und es keinen Weg gibt, sie wegzudiskutieren. Wir müssen andere Gruppen ähnliche Studien vornehmen lassen und wieder die mittlere Überlebensrate erreichen, bevor wir andere Schlüsse ziehen können.

J. E. Altwein: Ich habe eine Frage an Herrn Eisenberger: Da die Gruppe mit einer Minimalerkrankung und einem guten Allgemeinzustand das beste Ergebnis zeigte, möchte ich fragen, wie die Stratifizierung erfolgte, mit anderen Worten, wie scharf die Abgrenzung ist zwischen Minimalerkrankung und fortgeschrittener Erkrankung? Wurden alle vorgestellten Befunde von Ihrer Gruppe überprüft, oder erfolgte die Einteilung allein durch die lokalen Forscher?

M. Eisenberger: Die durchgeführte Analyse basiert nur auf den Ergebnissen der behandelnden Ärzte. Wir organisierten eine Möglichkeit, über die wir diese auswerten und die Knochenscanergebnisse überprüfen konnten. Beide von uns begutachteten 80 Patienten und fanden heraus, daß jene Patienten mit Rippenmetastasen tatsächlich i. allg. auch extensive Stammskelettmetastasen hatten. Viszerale Metastasen waren nur bei 6% der Patienten zu sehen. Wenn man Patienten mit Minimalerkrankung begutachtet, findet man einen höheren Knochenbefall als man vermutet hätte. Wir sahen jedoch keine ausgeprägte Diskrepanz bezüglich der Stratifizierung in den beiden Behandlungsgruppen unserer Studie. Aber wir beobachteten, daß es nicht so einfach ist, den Knochenscan zu bewerten, und daß es Unterschiede in der Interpretation von Knochenscanbefunden unter den Nuklearmedizinern gibt. Deshalb meine ich, daß wir dieser Sache sehr sorgfältig nachgehen müssen.

F. Debruyne: Das ist ein Punkt, auf den ich aufmerksam machen möchte – das ist vielleicht einer der Schwachpunkte der Studie. Ich bin direkt beteiligt an der Knochenscanforschungsgruppe der EORTC. Wir überprüfen die Scores dieser Patienten gemäß den von Mark Soloway angegebenen Kriterien, und wir führten eine ähnliche Bestimmung an 182 Patienten unserer eigenen Abteilung durch. Wir nahmen zwei unabhängige Auswertungen der Knochenscans vor, und ihre Resultate waren völlig different. Die Klassifikation von Minimalerkrankung kann sehr, sehr knifflig sein, wenn sie auf dem Knochenscan basiert.

M. Eisenberger: Ich bin nicht sicher, ob ich Sie richtig verstanden habe. Sagten Sie, Sie begutachteten Knochenscans, fanden Diskrepanzen bei den Interpretationen und deshalb stimmt unsere Minimalerkrankungsklassifikation nicht? Ich bin nicht sicher, ob ich beide Aussagen hier verbinden kann. Das NPCP legt Ergebnisse vor, die zeigen, daß, wenn man die initialen Bewertungen der Knochen-Scans durch die lokalen Forscher betrachtet (NPCP, wie ich erinnern möchte, hat nicht so viele unterschiedliche Forscher wie es die meisten Gruppen haben), es größere Diskrepanzen gibt, das kann ich selbst bezeugen. Wir zählten nicht die Läsionen in den Knochenscans, was schwierig auszuführen ist, aber ich bin nicht sicher, ob eine Diskrepanz der Interpretationen sich ähnlich auf unsere Klassifikation auswirken würde, wie sie bei Zählung der Läsionen entsteht. Gleichzeitig gebe ich zu, daß ein Patient mit extensivem Knochenbefall schlechter dran ist als einer mit nur geringem Befall der Rippenknochen. Ich gestehe, das ist ein klarer Schwachpunkt unserer Klassifikation, aber ich bin nicht sicher, ob ich eine bessere bieten kann. Unsere eigenen Untersuchungen ergaben zudem, daß Patienten mit Rippenbefall gewöhnlich auch extensive Stammskelettmetastasen hatten. Da wir nicht ganz sicher ausschließen können, daß Sie recht haben, planen wir, diese Daten durch eine Gruppe von Leuten überprüfen zu lassen, die nicht in der Studie involviert waren. Dies ist wichtig, dem stimme ich zu, und ich bin immer ein Befürworter dessen gewesen, Einteilungen nach dem Knochenscan zu vergessen; sie klappen einfach nicht und werden uns nur verrückt machen. In unserer Studie beschreiben wir deshalb nur anatomische Bereiche. Ich bin nicht sicher, ob dies zu ausgeprägten Diskrepanzen führen kann. Was meinst du, Ralph (Herr Benson), dazu?

R. Benson: Ich glaube, du hast recht. Es ist einfach ein außergewöhnlich schwieriges Problem. Ich meine, wir sollten alles zusammenfassen: wir sollten Knochenscans in der Weise betrachten wie Soloway es tat, und wir sollten sie auf unsere Weise begutachten, um zu sehen, ob sie korrelieren, und falls sie es tun, glaube ich, kann man die Ausdehnung des Tumors anhand des Knochenscans bewerten.

M. Eisenberger: Und ich weiß, die EORTC hat wahrscheinlich mehr darüber geforscht als irgendwer sonst in der Welt.

F. Debruyne: Oh ja, ich habe etliche Probleme gehabt, um Knochenscans in der EORTC-Studie zu überprüfen. Es ist ein großes Problem, weil eine unabhängige Bewertung von Knochen-Scans fast undurchführbar ist.

J. E. Altwein: Zur Wiederholung, um auf dieser Ebene weiter zu argumentieren. Wir haben die bildgebenden Verfahren in einer Vergleichsstudie zwischen Zoladex plus Flutamid versus Zoladex allein überprüft. Wir hatten rund jeden sechsten Patienten neu zu klassifizieren, weil unsere Einschätzung von der des Erstuntersuchenden differierte. Dies war also unsere Lernphase. Zweitens möchte ich erwähnen, daß in Knochenscans z. B. nur osteoblastische Läsionen zu sehen sind; osteolytische Läsionen, die einen Umfang von 15% ausmachen, sind nicht zu sehen. Wenn man sich auf die vorgestellten Verfahren allein verläßt, und Sie all die möglichen Differenzen zwischen Ihren Stratifikationsschemata in Betracht ziehen, so haben Sie keine scharfe Abgrenzung zwischen Minimalerkrankung und ausgedehnter Erkrankung.

M. Eisenberger: Ich möchte nur die Möglichkeit wahrnehmen, um der Behauptung zu widersprechen, daß osteolytische Knochenmetastasen nicht auf dem Knochenscan nachweisbar sind. Es gibt genügend Erfahrung mit anderen Tumoren als dem Prostatakarzinom, bei denen man extensiven Befall in Knochenscans mit Läsionen sieht, die ausgeprägt osteolytisch sind. Aber ich stimme Ihren generellen Ausführungen über die Schwierigkeiten in der Beurteilung der Tumorausdehnung anhand des Knochenscans zu.

F. Lund: Etwas an dieser Diskussion erinnert mich an frühere Zeiten, als die VA Study Group ihre Serien präsentierte. Sie benutzte genau dasselbe Material, genau dieselben Dias, aber sie kam zu anderen Ergebnissen, soweit ich mich erinnere.

R. Nagel: Gut, das war eine philosophische Stellungnahme. Mario Eisenberger, Sie versprachen uns zu Beginn Ihres Vortrages, einige Gedanken über Budgets und ökonomische Betrachtungen.

M. Eisenberger: Tat ich das? Ich kann mich nicht erinnern, irgendetwas bezüglich Budgets erwähnt zu haben. Ich würde es vorziehen, die ökonomischen Betrachtungen zu vertagen, um sie mit den entsprechenden Personen, die Essex Pharma GmbH inbegriffen, und mit jemandem der LH-RH-Leute zu erörtern. Ich glaube, das Thema ist sehr wichtig. Es wird teurer und teurer.

F. Lund: Nun, der Grund meiner Frage an Sie ist, daß es in Madrid und Buenos Aires nicht zur Sprache gebracht wurde, aber es macht uns Kopfzerbrechen, zumindest in Dänemark, weil die kombinierte totale hormonelle Suppression eine ganz kostspielige Angelegenheit ist, und in Dänemark ist es der Patient, der zahlt. Er mag etwas zurückerstattet bekommen, aber selbst wenn er 75% von der Krankenversicherung erstattet bekommt oder über Gesundheitsministerium oder Gesundheitsbevollmächtigten, wie auch immer, es bleibt eine ökonomische Last, und viele dieser Patienten sind ältere Herren. Mag sein, daß Dänemark das einzige Land ist, in dem die Patienten selbst dafür aufkommen müssen, aber ich möchte darüber Meinungen hören.

M. Eisenberger: In den Vereinigten Staaten von Amerika wird letztendlich der Steuerzahler dafür aufkommen oder der Patient wird ebenfalls zahlen. Wenn man Leuprorelin plus Flutamid kombiniert, wird die Behandlung eines Patienten über 500 US-Dollar im Monat kosten. Falls man eine spezielle Versicherung abgeschlossen hat, die die Kosten trägt, bedeutet das, daß man 2–5 US-Dollar pro Rezept zahlen muß, und nur einige Privilegierte haben eine solche Absicherung. Ansonsten müssen die Kosten aus der Tasche des Patienten gezahlt werden bzw. es wird für gewisse Patienten der Steuerzahler zur Kasse gebeten. Ich glaube, es ist eine sehr wichtige Überlegung und für uns ein weiterer Grund, wirklich alle Daten sehr kritisch zu überprüfen. Einerseits wollen wir nichts überbewerten und andererseits glaube ich, dürfen wir nicht etwas zu kurz kommen lassen, was den wahren therapeutischen Fortschritt beeinflussen könnte. Falls ich viel länger leben könnte und besonders bei einer Minimalerkrankung, würde ich einige Dollars mehr zahlen, zumindest, um mein Leben zu verlängern. Aber wäre ich arm? Ich kann das nicht beantworten.

F. H. Schröder: Ich denke, daß alle von uns hier hoffen, daß der Fortschritt, der in Ihrer Studie angezeigt wird, tatsächlich vorhanden ist, denn das wäre ein guter Schritt nach vorn. Ich hoffe, Sie werden auch verstehen, daß jeder versuchen wird, das Ergebnis genau zu prüfen, auch auf der Ebene der Diskussion, die wir gerade über die Kosten hatten. Ich möchte Sie fragen, würden Sie in dieser Phase dem Direktor des NCI empfehlen, eine weltweite Stellungnahme zu veröffentlichen, die aussagt, daß die beste Behandlung des D2-Prostatakarzinoms im allgemeinen die kombinierte Therapie sei? Oder die beste Behandlung für D2-Erkrankungen mit einer guten Prognose ist die kombinierte Therapie?

M. Eisenberger: Ich würde dem Direktor des NCI einen Brief schreiben mit der Feststellung, daß man den Resultaten dieses klinischen Versuches Aufmerksamkeit schenken sollte, und daß das NCI eine weitere Studie unterstützen sollte mit Orchiektomie plus Flutamid versus Orchiektomie plus Placebo, um zu versuchen, die Frage definitiv zu beantworten. Ich würde das NCI bitten, uns Daten zur Verfügung zu stellen, um Kriterien zu haben, nach denen wir die Knochenscans klassifizieren und äußerst kritisch bewerten können. Ob dies ein Weg ist, weiß ich nicht. Ist es vernünftig, Flutamid zu verabreichen? Wir sind dankbar in den Vereinigten Staaten, daß wir Flutamid nun haben, weil es damit verschiedene therapeutische Alternativen gibt, insbesondere in bezug auf eine nebenwirkungsarme Therapie, und wenn ich ein Patient mit Minimalerkrankung wäre, würde ich voraussichtlich Flutamid einnehmen. Aber ich glaube, keiner von uns des exekutiven Komitees ist zu diesem Zeitpunkt gewillt, nicht einmal die Forscher, sich hinzustellen und zu sagen: „Wir haben es". Wir sind nicht gewillt, dies zu diesem Zeitpunkt zu tun.

F. Debruyne: Nun, könnte es von Vorteil sein, retrospektiv nach dem Ploidiegrad dieser Tumoren zu schauen?

M. Eisenberger: Es ist schwierig. Diese Forschung glich beinahe einer nationalen Hysterie. Wir würden sicherlich nicht fähig sein, alle Daten zu erhalten; da müßten Experten gefunden werden, um Flowzytometriestudien in Paraffineinbettungen zu machen, und das kann nicht jeder. Es ist nicht so einfach.

F. Debruyne: Ich halte das für sehr wichtig, denn wenn Ihre Minimalerkrankung mit diploiden Tumoren koinzidiert, könnten Sie beschließen, solche Patienten nicht zu behandeln.

M. Eisenberger: Oh, es ist unglaublich wichtig. Bei Brustkrebs gibt es einige Institutionen, die einen Markierungsindex nun routinemäßig durchführen und Entscheidungen über eine adjuvante Chemotherapie davon abhängig machen. So denke ich, gehen wir beim Prostatakarzinom in gleicher Weise vor. Für die Studie, glaube ich, ist es nicht machbar; wir haben nicht die Kapazitäten, um dies durchzuführen. Sollte man es tun? Ich meine, man sollte. Wir beabsichtigen es bei einer anderen Untersuchung vorzunehmen, aber es wird nicht einfach sein bei 1000 Patienten dies auszuführen, weil es an Geld und Zeit fehlt.

R. Nagel: Gibt es weitere Fragen? Keine, dann bitte ich Herrn Frohmüller, die Round-table-Diskussion zu eröffnen.

Round-table-Diskussion

Leitung: H. Frohmüller

H. Frohmüller: Wir haben nun eine Reihe von interessanten Diskussionen gehört und
– wie wir alle bemerkten – wird sich diese Round-table-Diskussion wahrscheinlich
auf einen der wesentlichsten Vorträge dieses Treffens konzentrieren, das ist der
Beitrag von Herrn Eisenberger. Offensichtlich besteht die Hauptdifferenz zwischen
der NCI-Studie und der anderer Forscher darin, daß in der NCI-Studie das Endziel
das Überleben war. In den meisten anderen Studien bestand das Endziel in der
progressionsfreien Zeit. Tatsächlich sagt die NCI-Studie etwas mehr aus, besonders
natürlich insoweit es die Überlebensrate betrifft. Wenn anhand weiterer Studien
bewiesen werden kann, daß es eine Zunahme von etwa 25% Überlebenszeit bei
totaler Androgenblockade gibt, halte ich dies für sehr wichtig. Die andere Frage ist
natürlich, können auch andere endokrine Manipulationen, nicht nur Leuprorelin
und Flutamid, ähnliche Ergebnisse erbringen? Dies, glaube ich, muß geprüft werden.
Nun, gibt es Anmerkungen dazu? Diskussionen über eines der Themen, die wir heute
hörten? Ich meine, besonders interessant war es, von Herrn Benson zu hören, in
welch einer großen Anzahl von Fällen die Mayo Clinic im fortgeschrittenen
Tumorstadium eine Prostatektomie vorgenommen hat. Soweit positive Lymphknoten bei der pelvinen Lymphadenektomie gefunden wurden, wurde an meiner Klinik
eine Systemerkrankung angenommen, und wir verzichteten deshalb auf die radikale
Prostatektomie bei diesen Patienten. Jedoch hat die Mayo Clinic-Studie gezeigt, daß
es hier möglicherweise vorteilhaft wäre, eine radikale Prostatektomie und Orchiektomie vorzunehmen.

R. Benson: Gut, ich glaube, es gab kürzlich hier einige Umstellungen. Ich denke,
Leute wie Catalona werden in diesen Fällen auch die radikale Prostatektomie in
Betracht ziehen. Vieles ist abhängig von Ihrer Patientenpopulation, der Sie
gegenüberstehen, das wissen Sie gut. Da gibt es einige Patienten, die einfach zu Ihnen
kommen und sagen: „Sie müssen meine Prostata entfernen". Das ist keine
Wissenschaft, sondern Realität. Woran ich interessiert bin ist, was ich gerade gehört
habe, daß einige von Ihnen in der Bundesrepublik Deutschland an einer Studie über
radikale Prostatektomie bei D1-Erkrankung und nachfolgender hormonellen oder
evtl. Chemotherapie arbeiten, und welche Pharmaka Sie in Betracht ziehen würden.
Denn wir mühen uns ab mit der Fragestellung, ob es irgendwelche Medikamente
gibt, die wir benutzen könnten.

H. Frohmüller: Gut, wir sprechen hier von einem Projekt, das sich gegenwärtig in der Anlaufphase befindet. Vielleicht kann Herr Wirth einige Worte dazu sagen.

M. Wirth: Anhand der veröffentlichten Daten der Mayo Clinic und experimenteller Daten, die wir zuvor erwähnten, glauben wir, daß es sich lohnt, eine prospektive randomisierte Studie bei Patienten mit Stadium D1- und C-Prostatakarzinom durchzuführen, um zu sehen, ob die radikale Prostatektomie in Kombination mit Hormontherapie und/oder Chemotherapie für diese Patienten von Nutzen ist. Ich erfuhr nun heute morgen, daß Herr Schröder eine Menge Probleme sieht, eine Chemotherapie in diesen Fällen anzuwenden. Aber wir glauben, wir können das nur in einer gut kontrollierten und randomisierten Studie überprüfen, und wenn wir den Patienten nicht durch die Chemotherapie schaden, meine ich, können wir dies durchführen.

R. Benson: Würden Sie Orchiektomie oder Flutamid plus etwas anderem benutzen? Was ist das „etwas andere"?

M. Wirth: Was wir zu verabreichen beabsichtigen ist eine Kombination von Epirubicin und Cisplatin in Ergänzung zur Standardhormontherapie.

H. Frohmüller: Ein großer Vorteil wäre, daß dies eine randomisierte Studie würde. Irgendwelche weiteren Fragen?

F. Lund: Ich glaube, das Wichtigste, was wir bis jetzt erreicht haben, sind all diese verschiedenen Modalitäten, die wir zur Hand haben für die endokrine Behandlung der Patienten, und ich muß die Notwendigkeit unterstreichen, den Patienten nicht noch mehr zu belasten, als er es ohnehin durch seine Krankheit ist. Ich meine, das ist besonders wichtig hervorzuheben, wenn über Chemotherapien und umfangreiche Operationen gesprochen wird. Ich habe den Eindruck, wir diskutieren ähnlich wie zu Zeiten als der Brustkrebs zur Diskussion stand, sei es die ausgedehnte Operation, totale Ablation, superradikale Behandlung, eingeschlossen der Chemotherapie und ähnliches. Ich denke, wir stimmen überein, daß wir der Östrogentherapie das Genick gebrochen haben, sie ist zu toxisch. Viele haben heute das Problem angesprochen. Es könnte jedoch sein, daß die nichtparenterale Therapie wieder en vogue wird. Wir haben Erfahrungen mit Estracyt in geringen Dosen innerhalb der Rahmenarbeit der EORTC gehabt. Ich weiß, daß Ralph Benson kürzlich mehrfach in Untersuchungen mit Estracyt involviert war. Würden Sie sich ein wenig dazu äußern?

R. Benson: Sicher. Estracyt ist ein interessantes Arzneimittel, das uns leider – Herr Eisenberger würde es rot unterstreichen – keine kompletten Remissions- und partiellen Remissions-Resultate gezeigt hat, die wir sehen möchten. Wir randomisierten eine große Anzahl von Patienten mit frisch diagnostiziertem Stadium D-Prostata-Carcinom mit Estracyt versus Diäthylstilbestrol (DES) und zeigten in einem randomisierten Doppelblindversuch, daß tatsächlich die Zeit bis zur Progression durch Estracyt im Vergleich zu DES verbessert wurde, aber wir konnten keine Differenz bei der Überlebensrate feststellen. Das können nur Zahlen sein, oder es mag sein, daß es keine Differenz gibt. Wie ich in Dänemark erwähnte, habe ich immer noch die Voreingenommenheit, daß, falls man eine signifikante Differenz bei der Progressionszeit zeigt, wenn man genügend Patienten für ausreichend lange Verlaufsstudien hätte, man vielleicht eine Differenz bei der Überlebensrate sehen könnte. Mag sein, daß es nicht wahr ist. Die neuen Hinweise bezüglich der Aktionsmechanismen von Estracyt, glaube ich, sind interessant. Es ist ein mikrotubulärer Inhibitor, wenn man so will, und vielleicht könnte er in Kombination mit etwas wie Flutamid angewendet werden. Ich würde nicht behaupten, daß das eine komplett unlogische Kombination ist. Im Verhältnis zu den Kosten jedoch wäre das nahezu unerschwinglich, zumindest in unserem Land nehme ich an, im Vergleich zu LH-RH-Agonisten. Tatsächlich glaube ich, von größerem Interesse für uns, im Verhältnis zu den Kosten, ist Flutamid als ein Einzelagens. Es wäre schön, jemanden zu sehen, der über LH-RH plus Flutamid versus eines Placebos plus Flutamid forscht; ich glaube, das würde ebenfalls eine sehr hilfreiche Studie sein.

H. Frohmüller: Gibt es weitere Diskussionsanmerkungen zu den Beiträgen, die wir heute gehört haben? Dies ist nicht der Fall, und so können wir das Treffen beschließen. Ich möchte allen Vortragenden danken. Einige von Ihnen reisten von weit her an. Vielen Dank für Ihre interessanten Beiträge. Den Diskussionsteilnehmern danke ich für einige ganz wichtige Anmerkungen, und allen Beteiligten für ihr Kommen. Abschließend möchte ich vor allem auch der Essex Pharma GmbH für die Ermöglichung dieses, wie ich meine, sehr lohnenden Arbeitstreffens danken.

Sachverzeichnis